これでわかる醜形恐怖心性

きれいになりたい病

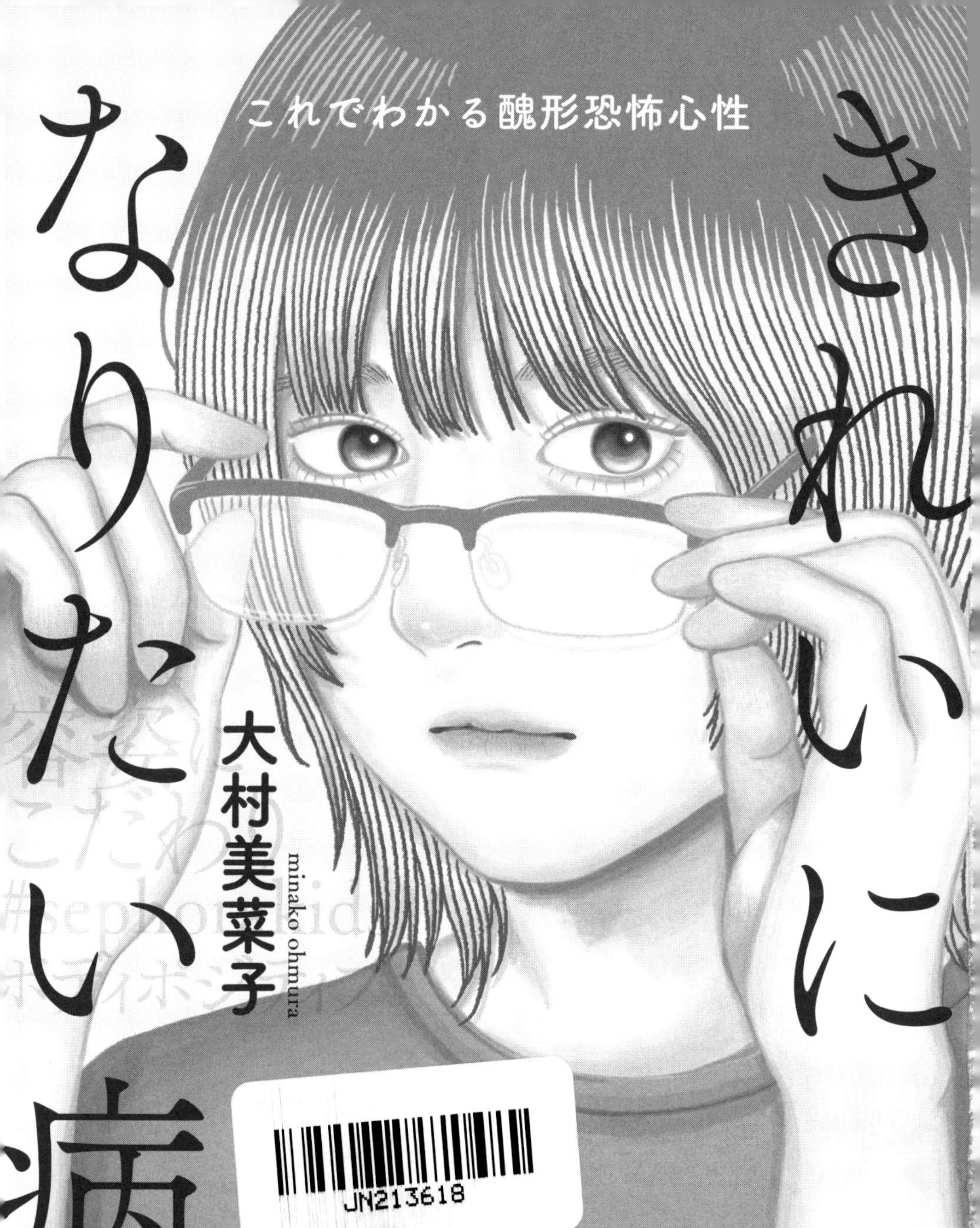

大村美菜子
minako ohmura

風鳴舎

目次

II章 わたし容姿が気になるのはなぜ？

はじめに

「もっとかわいくなりたい」「この部分が気になる」――こうした思いを抱くことは、決して特別なことではありません。私たちは日々、鏡を見たり、写真を撮ったりする中で、自分の容姿について考える機会があります。近年、容姿に悩む人が増えているといわれていますが、その背景にはどのような要因があるのでしょうか。また、容姿に対する強い不安や苦痛が、日常生活に影響を及ぼすこともあります。その一例が、「醜形恐怖(診断名としては『身体醜形症』)」と呼ばれるものです。

私が「醜形恐怖」という言葉を初めて知ったのは、大学生のときでした。もともと容姿の悩みや、それが心の健康にどのような影響を与えるのかに関心があり、研究してみたいと考えていました。そんなとき、指導教官から「醜形恐怖症という病気があるんだよ」と教えられ、その存在を知ったのです。

当時の私は、肌荒れがひどくなると人と会うのが億劫になることがありました。このような経験は、決して私だけのものではないでしょう。多くの人が、何かしらの形で容姿にまつわる不安を抱えているのではないでしょうか。思春期や青年期は、自己認識が大きく変化する時期です。この時期の人は、他者の視線を強く意識し、外見を「自分がどう感じるか」だけでなく、「他人にどう見られるか」という視点でも評価するようになります。その結果、小さな容姿の悩みが次第に大きくなり、自信を失ったり、人間関係を避けたりする要因になることもあります。

本書では、こうした容姿に関する心理や社会的な要因を掘り下げながら、自分自身との向き合い方について考えていきます。

第I章「わたし容姿が気になっている」では、私たちが日常的に自分の容姿を意識し、それぞれ異なる部分を気にしていることについて述べています。

第II章「わたし容姿が気になるのはなぜ?」では、容姿が気になり始める理由やきっかけについて考えます。

第III章「わたし整形する!?」では、美容医療に対する関心の高まりと、大学生や小学生がどの部位に施術を希望するのか、その背景について探ります。

第Ⅳ章「わたしの容姿の悩みはなくせる？」では、容姿の悩みを軽減する方法や、過度なこだわりへの対応について説明しています。

容姿を気にすることは、ごく自然なことです。しかし、その気持ちに振り回されるのではなく、より前向きに捉えられるようになることが、心の健康につながるのではないでしょうか。

注：本書では整形の内容等についても扱いますが、これらは筆者が推奨するものではありません。

Ⅰ章

わたし容姿が気になっている

私たちは鏡を見たり写真を撮ったりするとき、自分の容姿についてあれこれ考えます。「もっとこうだったらいいのに」と思うこともあれば、「この部分が好き！」と感じることもあります。容姿を気にする気持ちは自然に湧いてきますが、その瞬間や気になる部分は人それぞれ異なります。私たちは一体、どのように自分の見た目を気にしているのでしょうか？

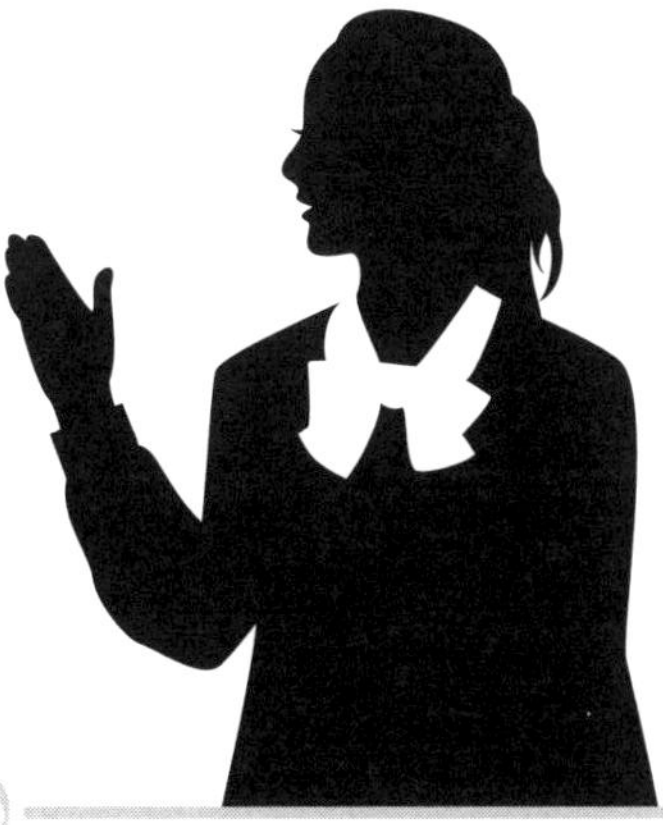

001

容姿に悩む人が増えている？

図１　「容姿が気になりますか？」（大学生全体）

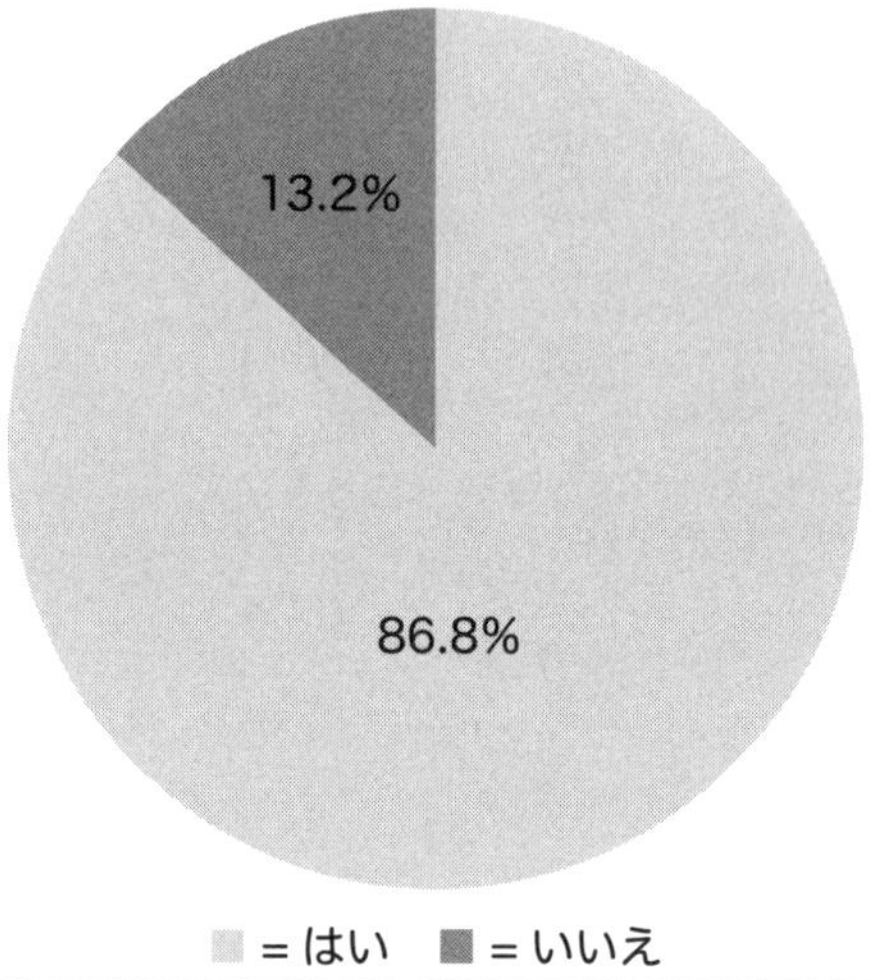

大学生498名中、86.8%が「はい」と答え、多くの大学生が容姿を気にしていることがわかります。

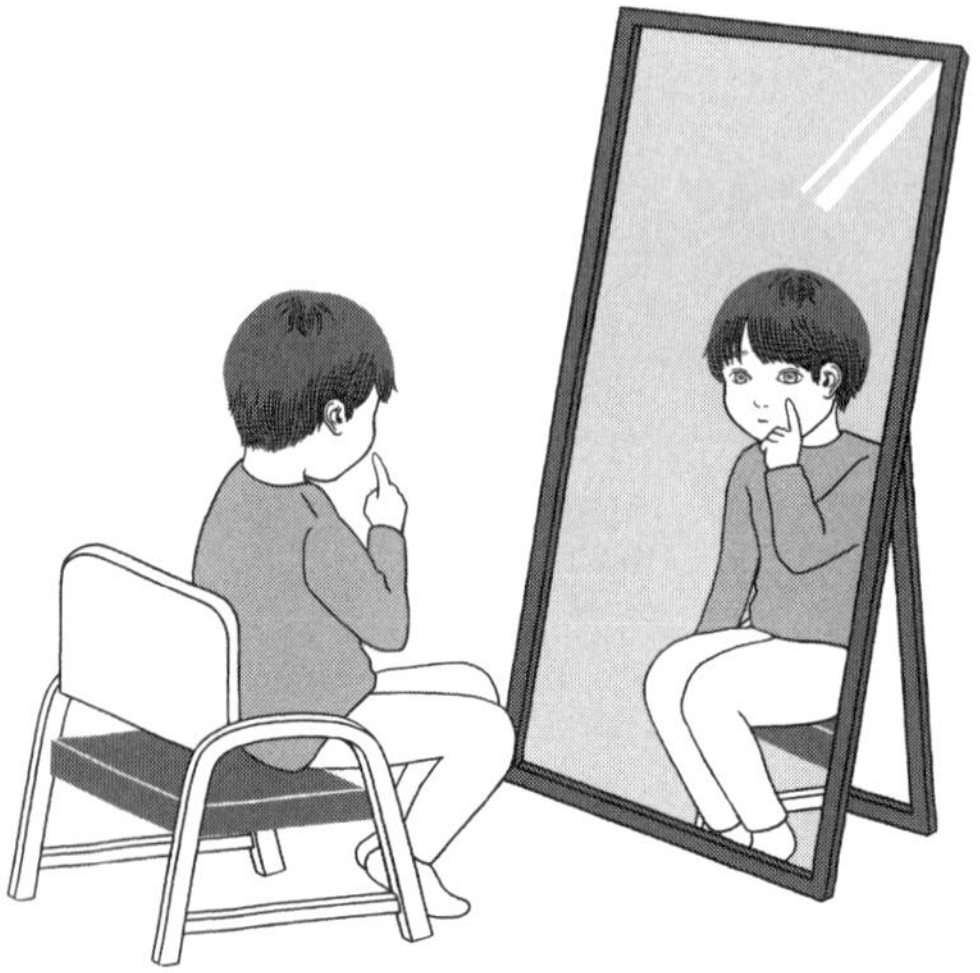

私たちの周りには、見た目や容姿について悩んでいる人がたくさんいます。子どもたちの間でも「自分の容姿がどう見えるかな？」と気になることが多くなっています。容姿というのは、顔や体の形、髪の色や長さ、目の大きさなど、外から見える見た目のことを指します。例えば、誰かが「背が高いね」とか「目が大きくてかわいいね」と言うとき、それはその人の容姿について話しているということなのです。

実際、容姿を気にする人はどれぐらいいるのでしょうか？

容姿が気になることについて、大学生と小学生を比較してみると、興味深い傾向が見られます。まず、大学生に「自分の容姿が気になるか」と尋ねたところ、多くの学生が「はい」と答えました（図1）。特に女子学生では、非常に高い割合で自分の容姿を気にしていることがわかり、これが大きな特徴となっています（図2）。一方で、男子学生は女子学生に比べると割合は低いものの、それでも多くの学生が容姿を気にしていることが確認されました（図3）。

これに対して、小学生に同じ質問をした結果を見ると、こちらも多くの子どもたちが自分の容姿を気にしていることがわかります（図4）。特に女子児童は大学生の女子と同じ割合で容姿に関心を持っており、この年齢層から見た目を意識する傾向が顕著であることが伺えます（図5）。
　一方で、男子児童については、大学生の男子よりも容姿を気にする割合が高く、これには成長過程における社会的な影響や自己認識の変化が関係していると考えられます（図6）。男子の場合、小学生の時期は友達との比較や集団の中での自己表現として容姿を意識することが多いですが、大学生になると容姿以外の価値観や自己評価の基準が増えるため、関心がやや薄れていくのかもしれません。例えば、趣味や学業、キャリアへの意識が高まることで、見た目以外の部分で自己を表現する場面が増えることが理由として考え

図2
「容姿が気になりますか？」（女子学生）

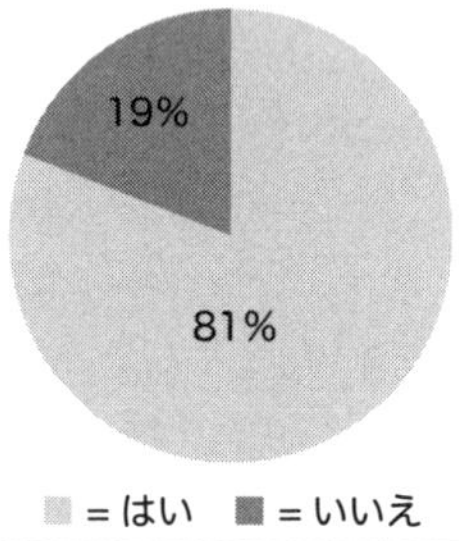

女子学生では、308人中81%が「気になる」と答えており、多くの女子学生が自分の容姿を意識していることがわかります。

図3
「容姿が気になりますか？」（男子学生）

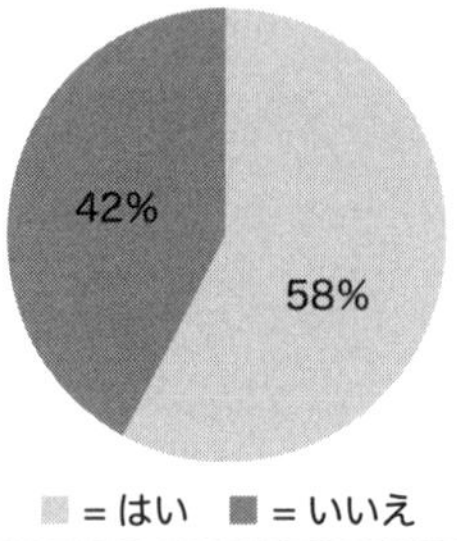

男子学生では、189人中58%が「気になる」と答えました。女子学生に比べると割合は低いものの、それでも半数以上の男子学生が自分の容姿を意識していることがわかります。

られます。

これらの結果から、大学生と小学生のいずれにおいても、見た目に対する関心の高さが明らかです。特に小学生の女子は、友達同士で好きな服や髪型について話題にすることが多く、学校行事や写真撮影の際に周囲の目を気にする傾向が見られます。最近では、SNSなどの影響を受けて、脱毛やメイクなど容姿全般に関心を持つ小学生も男女問わず増えているようです。

大学生になると、恋愛や就職活動など、さまざまな社会的な場面で第一印象が重視されるため、容姿への意識は引き続き高くなります。大学1年生の頃は、新しい環境に適応す

図4
「容姿が気になりますか？」（小学生全体）

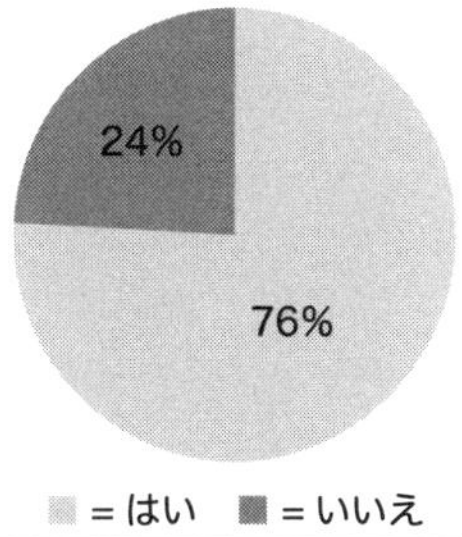
24%
76%
＝はい　＝いいえ

小学生518名のうち76%が「自分の容姿が気になる」と答えました。この結果から、多くの小学生が自分の容姿を気にしていることがわかります。

図5
「容姿が気になりますか？」（女子児童）

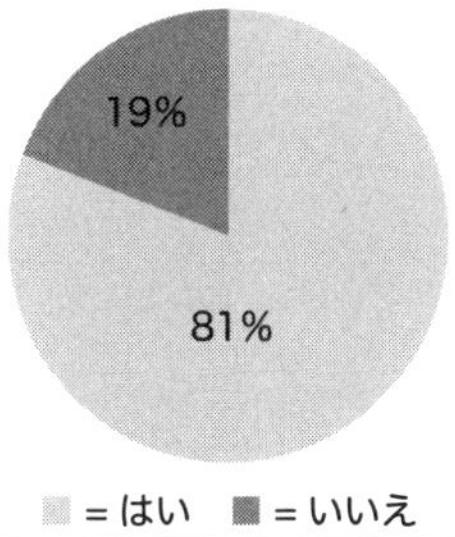
19%
81%
＝はい　＝いいえ

女子児童では、257人中81%が「自分の容姿が気になる」と答えました。これは女子学生と同様に、多くの小学生が容姿を気にしていることを示しています。

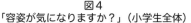

るため、友人関係やサークル活動に積極的に取り組む中で、自己表現や円滑なコミュニケーションの一環として自分の見た目を気にする機会が多くなり、大学3年生や4年生になると就職活動が始まり、企業の面接などで第一印象が決定的な要素となるため、容姿に対する意識は一層強くなります。学生たちは、履歴書や面接で好印象を与えるために外見を整える努力を余儀なくされるのです。これらの恋愛、友人関係、就職活動は男女共通の現象ですが、特に女子は社会的な期待やメディアの影響もあって、容姿への関心がより一層高まる傾向にあります。

このように、年齢を問わず、容姿が自分の社会的な立ち位置を形成するひとつの要素としてとらえられているといえるでしょう。

図6
「容姿が気になりますか？」（男子児童）

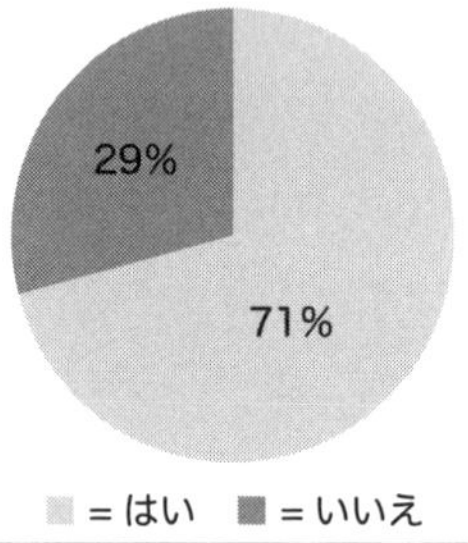

男子児童では、261人中71%が「自分の容姿が気になる」と答えました。男子学生と比べると、男子児童の方が容姿を気にしている割合が高いことがわかります。

コラム

01

外見が良ければ人気者？

子どもや若者はまだ人生経験が浅く、世界の大きさや多様な価値観を十分に理解していないことが多いです。彼らの価値観は発展途上にあり、周囲の意見や社会的な評価が大きく影響を与える時期でもあります。そのような環境の中ですから、他者から自分の外見をどう見られているかへの関心が強まる傾向が顕著にみられます。自己肯定感が低い場合や自信が不足している場合には、他人と自分を比較しがちであり、「外見が優れている」とされる人への羨望や、自分への劣等感を抱きやすくなるのです。

また、学校生活などの集団生活では、外見が良いとされる子どもが注目を集めたり、評価されたりする場面も少なくありません。その結果、「外見が良い＝素晴らしい人」という一面的な価値観にとらわれやすくなり、外見に対して過敏になるケースが多くみられます。これらの現象は、社会全体に広がる「ルッキズム」の影響が学校生活にも及んでいることを示しています。

しかし、実際には、人間の魅力は外見だけで測れるものではなく、性格や才能、努力、人間関係のスキルなど、他にも多くの要素が関係しています。それにもかかわらず、若者たちはこれらの複雑な要素を十分に理解する前に、外見を基準とした単純な評価に流されてしまうのです。

002

容姿を気にするのは女の人だけ？

容姿についての悩みは、男女どちらにも見られますが、特に女性の方が多いということが先ほどのデータからもわかりました。小学生と大学生の年齢別で見ても、同じ傾向がありましたね。

しかし近年では男性でも容姿を気にする人が増えてきています。かつては「男性は見た目をあまり気にしない」という考え方が一般的でしたが、最近はその考え方が変わりつつあります。男性たちも、自分の髪型や服装をおしゃれにしたいと思ったり、自分の体型を気にしたりすることが多くなってきました。

例えば、肌をきれいな状態に整えたり、髪型をかっこよくセットしたり、洋服の選び方にこだわったりする男の子も増えています。また、体型についても、筋肉をつけ

てかっこよく見せたいと思って、運動や筋トレを頑張る人も少なくありません。

男子学生に対して、化粧水の使用について聞いた調査があります(図7)。調査に参加した男子学生のうち、多くの学生が何らかの形で化粧水を使用していることがわかりました。全体の中で、化粧水を使うまたは時々使うと答えた学生は、過半数を超えていました。女子学生ではほとんどの学生が化粧水を使用しているとの結果が示されていました(図8)。

さらに、別の質問で「外にある鏡や反射板など、自分の姿が映るものがあったときに、自分の姿をチェックするかどうか」についても聞きました。その結果、男子学生の多くが

図7
「化粧水を使う？」(男子学生)

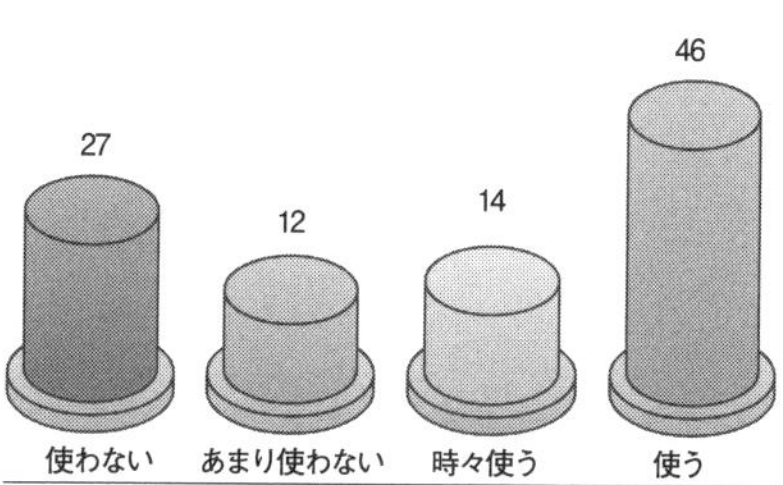

男子学生99人中、化粧水を「使う」または「時々使う」と答えた人は60人でした。つまり、約6割の男子学生が何らかの形で化粧水を使用していることがわかります。

図8
「化粧水を使う？」(女子学生)

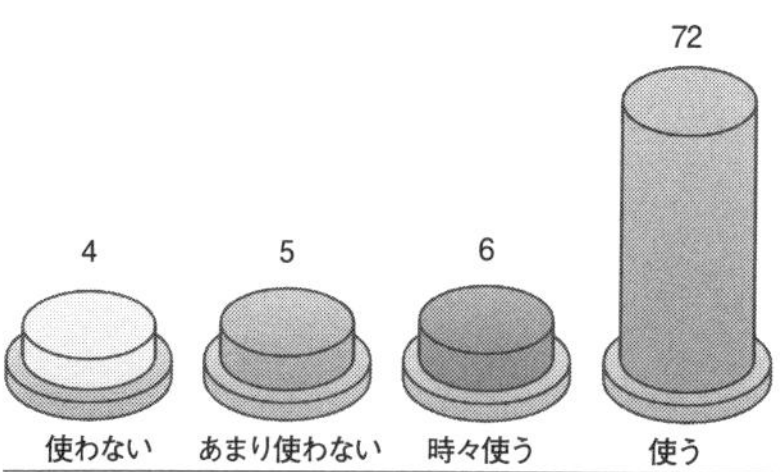

女子学生87名中、78名が化粧水を「使う」と答えました。男子学生と比較して、約9割の女子学生が使用しており、やはり多いことがわかります。

自分の姿が映るときには自分の姿を気にしていることがわかりました。女子学生の場合は、ほとんどが自分の姿を確認すると答えている一方で、男子学生でも8割以上が同様に回答しているというのは、非常に興味深い結果です(図9・10)。

これらの結果から、男子学生でもスキンケアや見た目に気を使っている人が多いことがわかります。「化粧水を使う」という行動は、以前は主に女性が行うものとされていましたが、現在では男子学生の中にもスキンケアを大切に考えている人が増えているのです。また、自分の姿をチェックすることも、容姿への関心が

図9
「鏡や反射板など映るものがあると自分の姿をチェックする？」(男子学生)

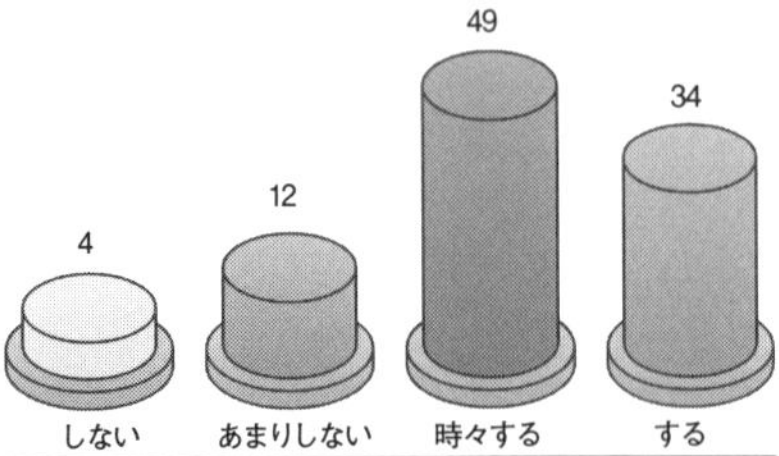
4
12
49
34
しない
あまりしない
時々する
する

男子学生99名中、83名が「鏡や反射板など映るものがあると自分の姿をチェックする」と答えました。この割合は約9割に達しており、容姿を気にしていると回答した人数よりも、自分の容姿を気にするタイミングで鏡や反射板をチェックすることが多いと考えられます。

図10
「鏡や反射板など映るものがあると自分の姿をチェックする？」(女子学生)

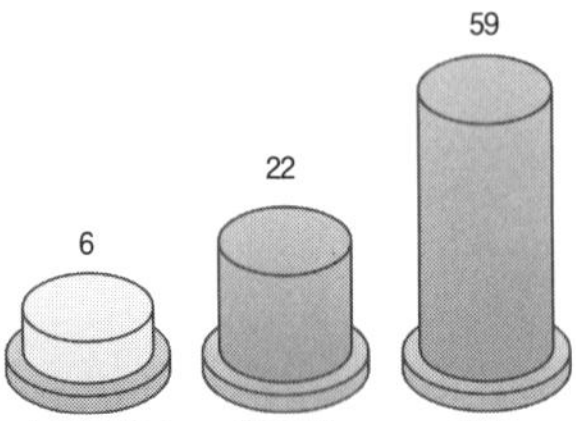
6
22
59
あまりしない
時々する
する

女子学生87名中、81名が「鏡や反射板など映るものがあると自分の姿をチェックする」と答えました。この割合は約9割であり、女子学生の多くが鏡や反射板を見かけた際に自分の姿をチェックしていることがわかります。

あることを示しているといえます。このことからわかるのは、スキンケアや容姿への気配りが、男子学生にとっても当たり前のことになってきているということです。

社会全体で見た目を気にすることが普通のことになり、性別に関係なく、自分の見た目を整えることが大切と感じる人が増えているのかもしれません。またメイクに関しても最近は女性だけではありません。10～20代の男性において、「メイク」や「眉の手入れ」を行っている割合が一定数いることがわかりました。特に、眉の手入れを行っている男子学生の割合は比較的高く、外見を手入れするという意識が一定程度広がっていることが示唆されます（図11～13）。

図11
「眉をカットしますか？」（男子学生）

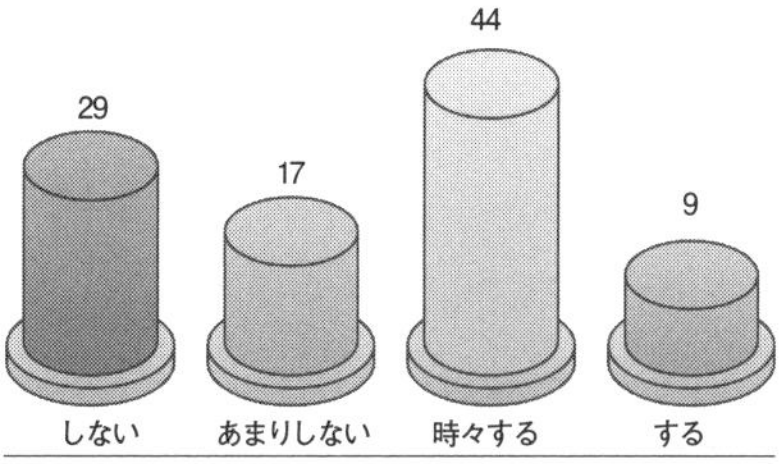

男子学生99名中、53名が「眉のカット」をしていると答えました。つまり、男子学生の約半数が眉カットをしていることがわかります。

図12
「眉をカットしますか？」（女子学生）

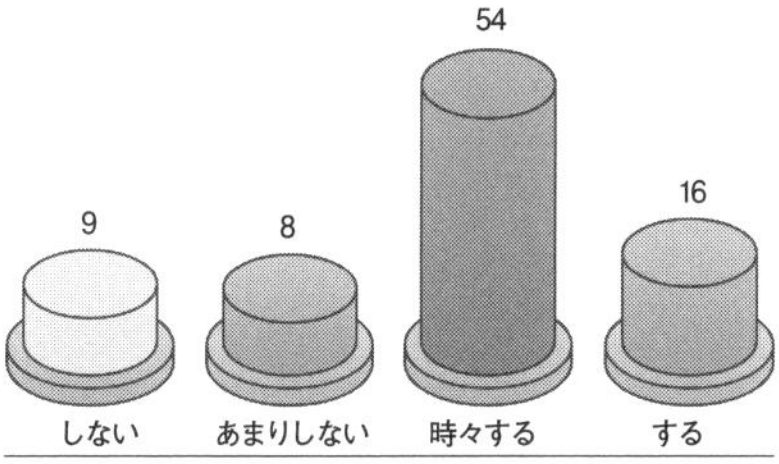

女子学生87名中、70名が「眉のカット」をある程度行っていると回答しています。つまり、女子学生の約8割が眉カットをしていることがわかります。

男の子たちも容姿についての意識が高まってきており、時代の変化とともに、男の子も見た目を大切にする傾向が強くなっています。見た目を気にすることは、人間が成長していく中で自然なことです。特に、友達や周りの人たちとの関係を築く上で、自分の見た目に気を配ることはひとつの手段ともいえます。

図 13
「顔や身体の手入れをすることは好きですか？」
（男子学生）

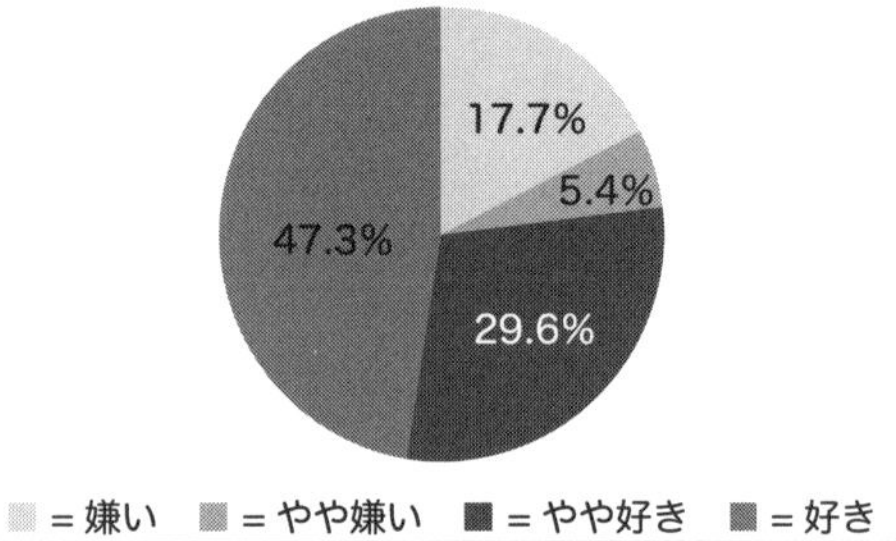

男子学生の76.9%が「顔や身体の手入れ」が好きなことがわかりました。

003
容姿志向性には3つのタイプ
～容姿を気にしない人

自分の見た目をとても気にする人もいれば、あまり気にしない人もいます。また、「これでいい」と満足している人もいれば、「もっとこうなりたい」と感じる人もいます。こうした「自分の容姿にどのくらい関心を持ち、どのように評価しているか」を表す考え方を、「容姿志向性」といいます(図14)。

容姿をあまり気にしない人とは、どのような人たちなのでしょうか？自分の容姿をあまり気にしない人たちは、容姿以外のところで自分に自信を持っていることが多いです。具体的には、ほかのところで得意なことや特定の趣味を持っている人は、それを追求することで「自分にはこういった力があるんだ」と感じることができます。自分には力があると感じている人たちは自己肯定感も高いです。自己肯定感とは、自分自身を大切に思ったり、好きだと思ったりする気持ちのことです。自己肯定感が高いと、困難なことにも挑戦しやすくなりますし、失敗しても自分を責めすぎずに次に進むことができます。

ある研究によると、自分の外見に対して否定的な評価を持ちながらも、不満を感じていない人がいることがわかっています。これは、こうした人々にとって容姿への満足感がそれほど重要ではなく、他のことに関心を持っている可能性を示しています。この場合、自分の容姿以外の分野で自信を持っていることが多いと考えられます。

図 14　容姿志向性の３タイプ

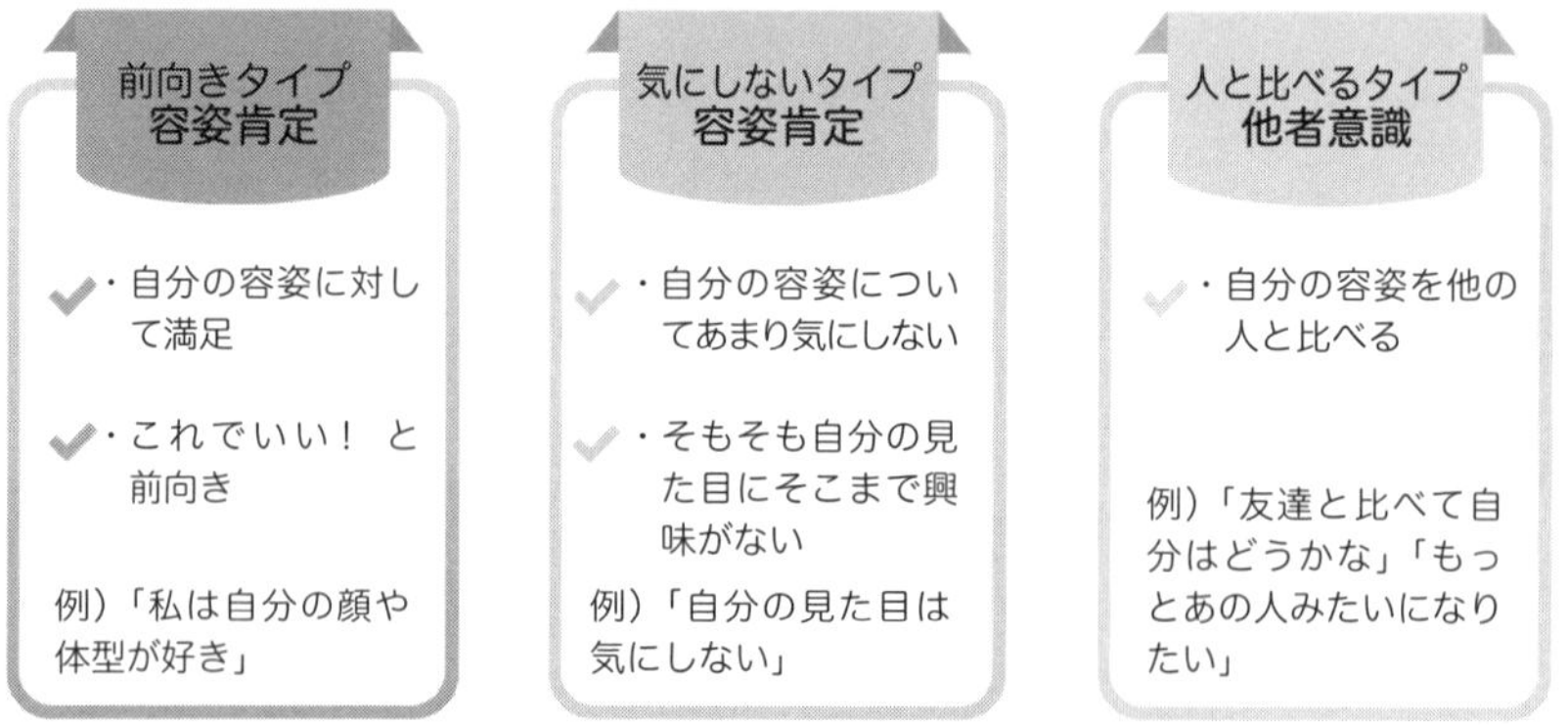
前向きタイプ
容姿肯定
・自分の容姿に対して満足
・これでいい！ と前向き
例）「私は自分の顔や体型が好き」
気にしないタイプ
容姿肯定
・自分の容姿についてあまり気にしない
・そもそも自分の見た目にそこまで興味がない
例）「自分の見た目は気にしない」
人と比べるタイプ
他者意識
・自分の容姿を他の人と比べる
例）「友達と比べて自分はどうかな」「もっとあの人みたいになりたい」

例えば、勉強やスポーツに力を入れて成果を上げることで、自己肯定感を高めているのかもしれません。具体的には、学業に励んだり、スポーツで活躍したりすることで、自信をつける努力をしているのです。このように、**外見で感じる弱点を他の分野で補おうとする行動は「代理補償」と呼ばれます。**例えば、スポーツが得意な人は、練習を通じて身体の強さや技術に自信を持つようになります。また、絵を描くことが好きな人は、自分の作品が人に喜ばれることで自己肯定感を高めることができます。

このように、自分が好きなことや得意なことに集中することで、自然と外見への関心が薄れるのです。**他人と外見を比較するのではなく、自分の目標ややりたいことに意識を向けることで、より自信を持ちやすくなる**といえるでしょう。

自分の得意なことや好きなことを見つけるためには、周りの人たちからのサポートも必要です。家族や友だちから「あなたはそのままで素敵だよ」と言われたり、自分の好きなことに対して頑張ったりすることで、自己肯定感が高まり、自信を持てるようになります。友だちが「君の笑顔が素敵だよ」と褒めてくれたら、その一言で自信が湧いてくるかもしれません。また、家族が「あなたの絵はとても素晴らしいね」と言ってくれたら、自分の得意なことに対して誇りを持つことができます。このように、自分の長所に関して周囲からのポジティブなフィードバックがあることで、自分自身の内面や行動に対して自信を持ち、外見に対する悩みが少なくなるのです。

容姿を気にすることは病気？

容姿を気にすることが原因で心の健康に影響を与える病気のひとつに「**身体醜形症**《しんたいしゅうけいしょう》」があります。身体醜形症は、自分の容姿について過度に心配したり、強い不満を抱いたりすることが特徴的な病気です。例えば、鏡を見たときに「ここが変だな」と思い続けたり、「もっときれいだったらいいのに」と考えすぎてしまったりすることがあります。この症状を持つ人は、自分の顔や体の一部に対して極めて敏感であり、特に鼻など特定の外見に対して過剰な不満や心配を抱くことがよくあります。これが繰り返されると、外見に対する過度な心配が頭の中から離れなくなり、普通の生活にも大きな影響を与えることになります。

身体醜形症は、アメリカの精神医学会が発行している精神疾患の診断・統計マニュ

アル（Diagnostic and Statistical Manual of Mental Disorders）においても「強迫症スペクトラム」に含まれている病気です。この「強迫症」という症状は、特定の考えや行動が繰り返し頭の中を占め、離れなくなってしまう状態のことを意味します。たとえば、同じことを何度も考えたり、特定の行動を繰り返したりしてしまうような状態です。この病気には「**強迫観念《きょうはくかんねん》**」**と**「**強迫行為《きょうはくこうい》**」**という2つの症状**があります。

005 強迫観念と強迫行為とは？

強迫観念は自分の意志とは関係なく、頭の中に浮かんでくる強い考えや心配で、考えが何度も繰り返され、心がとても不安になります。**強迫行為**は、強迫観念に対処するため、本人の意思に反して繰り返し行ってしまう行動や行為のことを指します(図15)。

例えば、ある子は「自分の手が汚れているかもしれない」と強く思います。これが強迫観念です。そのため、手を何度も洗うことになります。この手を洗う行

図15　強迫観念と強迫行為

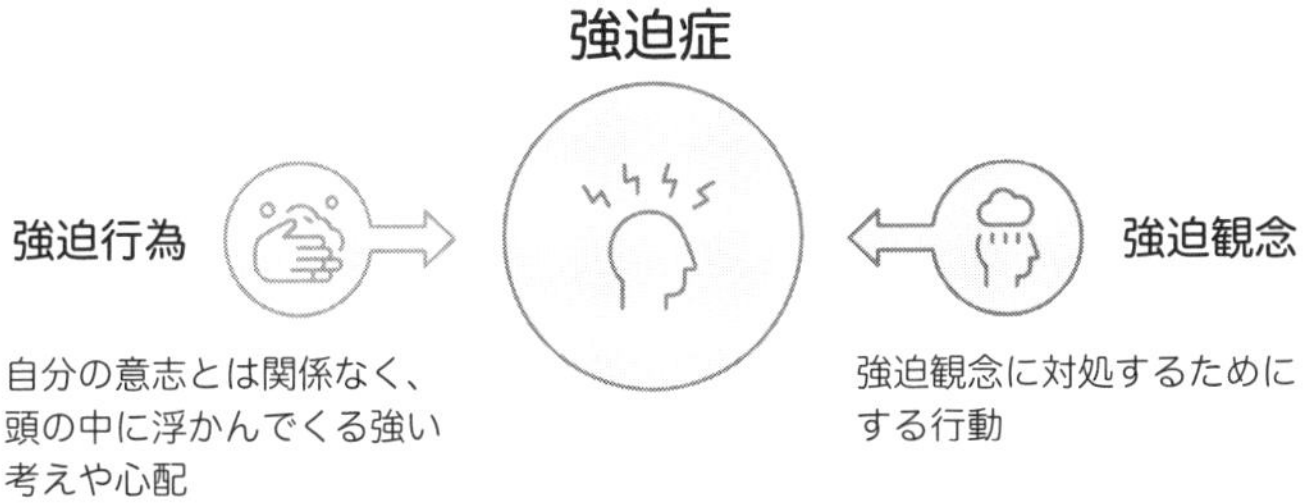
強迫症
強迫行為
強迫観念
自分の意志とは関係なく、頭の中に浮かんでくる強い考えや心配
強迫観念に対処するためにする行動

動が強迫行為です。手を洗うことが必要な場合もありますが、強迫症の場合は、何度も何度も繰り返してしまうため、手がすごく荒れてしまったり、学校に遅れてしまったりします。

また、ある人は「ドアの鍵を閉め忘れたかもしれない」と考え、これが強迫観念となります。その結果、確認のために「ドアの鍵を再度チェックするために家に戻る」という行動を取ることになります。これが強迫行為です。このような行動が繰り返されることで、仕事に遅刻するなどの支障が生じることになります。

このように、強迫症は「強迫観念」と「強迫行為」が繰り返されることで、日常生活に影響を与える病気です。

006 身体醜形症とは？

身体醜形症の場合の例を見てみましょう。例えば、ある人が自分の鼻に強い不満を抱き、その鼻が「不自然だ」と感じることがあります。実際には、鼻に異常が見られるわけではなく、他人の目には特に目立つ部分でもないかもしれません。それでも、その人は何度も鏡で自分の鼻を確認し、他人がその部分をどう思っているのかに過敏になってしまうことがあります。その結果、鼻を手術で整形したいという強い願望が芽生えたりします。

この例では、「鼻が不自然だ」という思い込みが強迫観念にあたり、その結果、実際に整形手術を受ける行為が強迫行為に該当します。

しかし、手術を受けた後には、今度は目元や顎など、別の部分に不安を感じ始めることがあるのです。マイケル・ジャクソンは身体醜形症を患っていたといわれており、彼は鼻の整形を繰り返しました。手術が不適切だったため、呼吸困難を訴えることもありました。彼が最初に鼻の手術を受けたきっかけは、鼻を骨折した事故だったそうですが、容姿に対するこだわりが強かったことは事実のようです。さらに、鼻に対する彼の強いとらわれには、父親からの鼻に関する批判が影響していたとも指摘されています。

このように、身体醜形症は自分の見た目や容姿に対して非常に強い不安を感じてしまう病気です。この病気を持っている人は、自分の身体の一部が「醜い」や「変だ」と思い込み、そのことが日常生活に大きな影響を与えます。客観的にはまったく醜くなく、むしろ一般的に「かわいい」あるいは「かっこいい」といわれるような人がいることも報告されています。

007 男性特有の醜形症

また男性特有の醜形症があります。「**筋肉醜形症**《きんにくしゅうけいしょう》」と呼ばれるものです。筋肉醜形症とは、見た目は十分に筋肉がある体型なのに、自分の体が「まだ貧弱だ」と思い込んでしまう病気のことです。この症状は、特に筋肉に対するこだわりが強い男性にみられるとされています。簡単に言えば、「筋肉があるのに、自分には足りないと思ってしまう心の病気」です。

筋肉醜形症の一例として、筋肉量が十分でないという思い込みが強迫観念となり、その思い込みに基づいて過剰に筋トレを行うことが強迫行為に該当します。例えば、鏡で自分の体を見るたびに満足できず、常に筋肉が不足していると感じ、理想的な体型に近づこうと過度な筋トレを繰り返すことがあります。こうした行動は体に過剰な負担をかけ、場合によっては健康を損なうリスクを引き起こす可能性があります。

このような行動は一般的に見受けられることもありますが、もし、その結果として心身に不調が現れたり、周囲との軋轢が生じて日常生活に支障をきたすようになった場合、病気の兆候が疑われます。

008 容姿への不安と向き合うためには

身体醜形症の人は、外見に対する不安や心配が日常生活に大きな影響を与えます。友達と遊びに行くときに、服装や髪型、メイクにこだわりすぎて楽しめなかったり、外見を気にするあまり学校に行くことをためらったりします。外見への心配が過度に強くなると、普段の生活や友人との関係が難しくなり、その結果として本人が孤立感を感じることがあるかもしれません。見た目について心配することが非常に強くなり、生活に支障が出るようであれば、それは身体醜形症である可能性があります。

ただし、誰でも見た目を気にすることは自然なことであり、それ自体が問題というわけではありません。大切なのは、その心配がどれくらい強く、どれくらい頻繁に感じられるか、そしてそれが日常生活にどれほど影響を与えるかを見極めることです。

身体醜形症は適切な治療やサポートを受けることで改善することが可能です。カウンセリングや専門的なアドバイスを通じて、外見に対する過度な心配や強迫的な行動を少しずつ軽減することができます。もし、あなた自身や周りの人が、見た目のことで非常に強い不安を感じているようであれば、身体醜形症の可能性を考えて、信頼できる人に相談してみることが大切です。話すことで、自分の気持ちを整理することができ、適切なサポートを得るための第一歩となります。

例えば、お医者さんやカウンセラーに相談することで、その人に合ったアドバイスやサポートが提供されるでしょう。心の中で抱えている不安や心配を一人で抱え込まず、助けを求めることが大切です。また専門的なアドバイスや治療を受けることで、身体醜形症を少しずつ改善することができます。治療の過程では、心の中での不安を軽減するための方法を学んだり、自分の外見に対する考え方を少しずつ変えていったりする努力が重要です。カウンセリングを通じて、自分の気持ちや考え方を整理し、新しい視点を持つことが助けになります。多くの場合、身体醜形症を持つ人は、自分だけがこのような強い不安を抱えていると思い込んでしまうことがありますが、実際には多くの人が似たような悩みを持っていることを知ることで、気持ちが軽くなることもあります。自分だけが特別に悩んでいるわけではないということに気づくことが、心の負担を少しでも和らげる助けとなるでしょう。多くの人が同じような悩みを抱えていますから、決して一人で悩まず、周りの人と一緒に進んでいくことが大切です。

コラム 02

年齢による容姿の悩みと産後のメンタルケア

容姿に対する悩みは、年齢とともに変化し、各ライフステージにおいて異なります。例えば、小学生はまだ成長過程にあり、顔のパーツや体型に加え、寝ぐせや歯並び、毛深さといった、成長期に起こりやすい身体的変化に敏感になる時期です。大学生になると、髪型は自分で整えられるようになり、歯並びが気になる場合は矯正を始めるなど、容姿への手入れが増えていく一方で、簡単には変えられない体型や顔の造作に対する悩みが中心になってきます。

年齢が進むと、容姿に対する悩みがさらに変化し、エイジングに対する不安が出てきます。シミやシワなど、若い頃には気にしなかったことが目立ち始め、加齢に伴う身体の変化をどう受け入れ、対処するかが大きなテーマとなります。

また、産後はホルモンバランスの変化により、抜け毛や肝斑などの身体的変化が現れます。これらは出産後の回復過程で自然なものですが、女性たちが産後の容姿に悩むこともわかっています。実際、産後は自分自身をケアする時間が産前に比べて大幅に減ることも明らかになっています。私自身も、産後はしばらくの間、ノーメイクで髪もぼさぼさの状態で過ごしていました。産後は、ホルモンの変動によって感情が不安定になりやすい時期でもあります。そんな中、メディアで取り上げられる「理想的な美しいママ像」と、自分のぼさぼさの髪やノーメイクの姿を比べてしまい、自己肯定感が下がってしまうものです。このような状況は、気持ちが不安定になりやすいママたちに、さらなる負担をかける要因となりかねません。

そうした時期に、例えば子育て広場で簡単にできるメイク法を学べる機会があれば、気持ちを少しでも向上させることができるのではないでしょうか。このような小さな介入は、産後のママたちのメンタルヘルスを向上させ、産後うつの予防にもつながります。そうなることを容姿に関する研究者として心から願うばかりです。

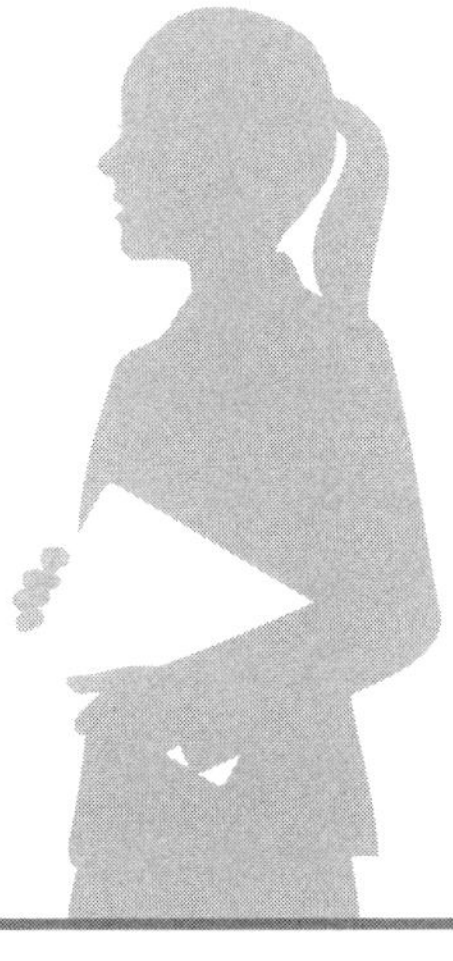

009

容姿へのこだわりは世界中で起きている

容姿へのこだわりや身体醜形症は他国ではあるのでしょうか？ あります！ 地域ごとの特徴を見ていきましょう。

1．アメリカではタミータック？

身体醜形症という疾患は、特にアメリカを中心にその存在が広く認知されるようになり、現在もその発症率は増加の一途をたどっています。この傾向と並行して、美容整形手術の需要も急増しており、外見に対する意識が一層高まっていることが伺えます。

・アメリカ（北米）

アメリカでは、10代から20代の若者が容姿に対する社会的な意識の影響を強く受けているとされています。ある調査によると、学生の約29％が毎日自分の外見について何らかの形で気にしており、その傾向は特に女性に顕著であることが確認されています。また、若者の約2.5％が身体醜形症であると報告されています。

さらに、アメリカでは「**タミータック（Tummy Tuck、腹部のたるみを取る美容手術）**」が非常に人気のある手術のひとつであり、年間で約1，100億円もの金額が整形手術に費やされていることがわかっています。特に、タミータックは出産後の女性や急激な体重減少を経験した人々の間で高い支持を集めており、美しい腹部のラインを取り戻すために選ばれるケースが多くあります。

・アメリカ（南米）

南アメリカでは、特にアルゼンチンやブラジルにおいて美容整形が非常に盛んであり、中でも「**豊胸手術**」の人気が高いことが特徴です。ブラジルは美容整形の件数で世界トップクラスに位置しており、まぶたを整える手術や鼻の整形といった施術も頻繁に行われています。さらに、ブラジルでは美容整形費用が比較的安価であるという理由で、国外から多くの人々が訪れる「整形ツーリズム」が活発に行われている点も注目すべきポイントです。

2．ヨーロッパは支援と偏見の二面性？

ヨーロッパでは、身体醜形症の発症率が約2％と報告されていますが、特に若年層ではその割合がさらに高いという調査結果が示されています。その影響を受け、メンタルヘルスサポートの充実が進められています。しかし一方で、メディアやSNSによる影響で美の基準がますます厳格化され、外見に過剰な関心が寄せられる社会的な圧力の問題も深刻化しています。

このように、見た目へのプレッシャーが強まる一方で、それを軽減するための取組みも進むという二極化した現状が、社会に複雑な課題を投げかけています。

・イギリス

イギリスでは、成人の約2％が身体醜形症にかかっていると推定されています。

しかし、見た目に対する社会的な偏見が強いため、実際の数値より少なく報告されている可能性があります。身体醜形症を持つ人は、外見に過剰なこだわりを抱き、些細な欠点を気にしすぎることで、学校や仕事に行くことが難しくなるケースが多いですが、イギリスでも同様のことが指摘されており、身体醜形症を持つ人の約半分が仕事をしていないという結果も示されています。

・フランス

フランスでも同様の問題が見られます。フランスでは見た目に対する社会的なプレッシャーが強い一方で、身体醜形症に対応するための取組みが進んでいます。特にメンタルヘルス支援が増加しており、治療へのアクセスが改善されています。

・オランダ

オランダでも、身体醜形症に関する調査が進められています。美容整形手術を受けた後も見た目に不満を感じる人が多く、その中には身体醜形症の症状を持つ人が含まれています。こうした人の中には、うつ病や強迫的な悩みを抱える人も多いことが報告されています。

・ドイツ

ドイツでは、一般集団の成人の約1～2％が身体醜形症の診断基準を満たすとされています。さらに、美容整形を希望する患者集団においては、その割合が顕著に高く、研究によっては15～20％に達するとの報告もあります。こうした背景を踏まえ、一部の研究者を中心に、ドイツでは青年期および若年成人を対象に、インターネットを活用したセラピストガイド付き認知行動療法（CBT）の介入試みが進められており、より効果的な治療アプローチの確立が期待されています。

3．アジアは二重と肌の美しさ？

アジアにおいても身体醜形症は増加しており、その傾向は年々強まっています。欧米に比べ、より厳格で繊細な美の基準が存在することが特徴的です。特に若年層の間では、「二重まぶた」や「肌の美しさ」に対する強い関心が見られ、これらが美の象徴とされる傾向が顕著です。このような美意識の高まりは、容姿に対するプレッシャーを一層強くし、身体醜形症の問題をさらに深刻化させる要因となっています。

・**韓国**

韓国では、10代から20代の若者の約5％が身体醜形症を抱えているとされており、顔や体型に対する過度なこだわりが広く見られます。中でも「二重まぶた」を作るための手術が多く、人々にとって手軽な美容整形手段として認識されています。また、「色白の肌」が美しさの象徴とされているため、美白化粧品や美白治療が非常に普及しており、美容業界全体が活発で市場も成長しています。

・**中国**

中国では、特に都市部において美容医療が盛んに行われており、SNSの普及が容姿へのこだわりをさらに強めていることが指摘されています。身体醜形症の症状として、顔の形状や肌の質感に焦点が当てられるケースが多いです。また、地方部と都市部との間で、美容や容姿に対する関心や意識に大きな差がある点も注目されるべき特徴です。

・台湾
台湾では、若年層を中心に「肌の美しさ」に対する意識が高いことが特徴的です。SNSやメディアの影響を受けて、美白やニキビ治療に対する需要が増加しており、同時に身体醜形症に関する認識も徐々に広がっています。ただし、容姿に対する偏見やスティグマが依然として存在するため、こうした問題を解決するにはさらなる時間と努力が必要とされています。

・日本
日本では、特に若い世代の間で「肌の美しさ」や「輪郭」といった容姿に対する関心が非常に高いことが挙げられます。美容医療の中では、「二重まぶた」を作る手術や「鼻」を整える手術が人気を集めています。また、美容関連の化粧品市場も非常に大きく、スキンケアやエステティックサービスが一般的に広く利用されており、美容医療の分野がさらに発展している状況です。

このように各地域における容姿へのこだわりには文化的な違いが見られますが、若者、特に女性に共通するのは、容姿に対する強いこだわりと、それを取り巻く社会的なプレッシャーです。この傾向は多くの国で見られ、美容医療に対する需要も類似しています。脂肪吸引、豊胸手術、そして二重手術などは、世界中で人気の高い施術となっています。さらに、身体醜形症の増加は、各国で深刻な問題として浮上しています。かつてはアメリカ中心に報告されていた身体醜形症の症例ですが、現在ではさまざまな国々でその症例が広がり、世界的な課題となっていることが明らかになっています。

図16　各国の身体醜形症と美容医療

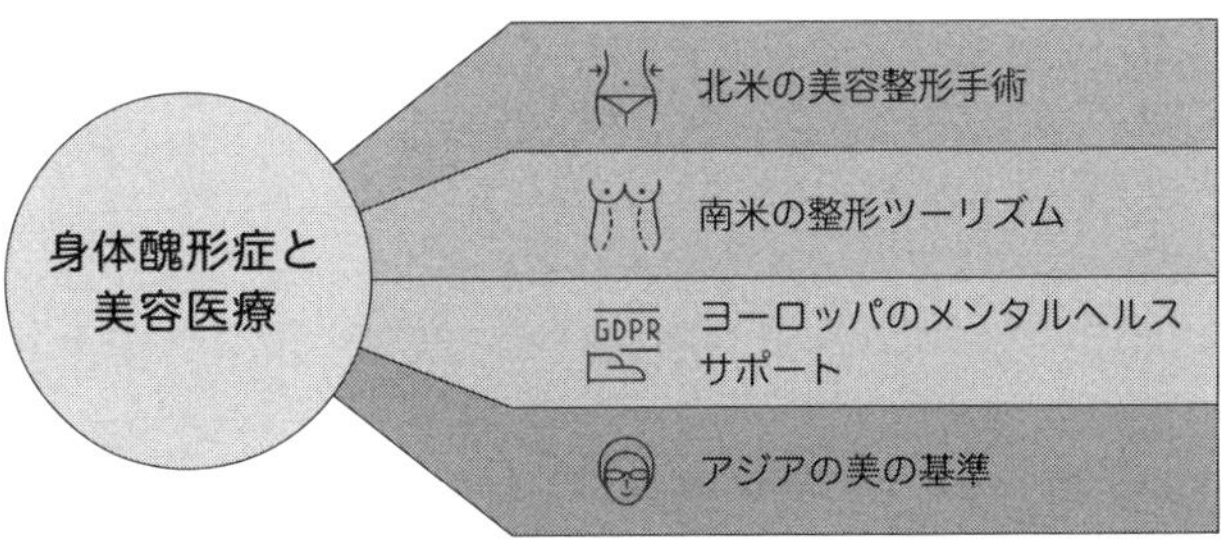
身体醜形症と
美容医療
北米の美容整形手術
南米の整形ツーリズム
GDPR
ヨーロッパのメンタルヘルス
サポート
アジアの美の基準

コラム

03

ルッキズムを超えて

2023年には、非常に痛ましい事件が発生しました。女子高生2人が、X（旧Twitter）上で飛び降り自殺の様子をリアルタイムで配信したのです。その動画は33分23秒にわたり、制服のような服を着た2人の少女が高所から飛び降りるショッキングな場面を記録していました。自殺の背景についてはわからないことが多いものの、彼女たちの友人の証言によると、彼女たちのうち1人は「客観的にはかわいい」と思われているにもかかわらず、「自分の顔が嫌い」と話していたといいます。このような自分の評価と他者からの評価との間のギャップは、容姿にこだわる人によくみられる特徴です。

特に、学校という限られた社会では、この現象が一層顕著になる傾向があります。クラス内で人気のある子どもが、しばしば「外見が魅力的」とされる人々であることは珍しくありません。これは、社会全体で広がるルッキズムの価値観が、学校という小さな社会にも深く浸透していることを物語っています。

しかし、こうした価値観に流されず、自分自身をしっかりと持つことができるようになるためには、周囲からの教育が欠かせません。家庭や学校において、「見た目だけではなく、内面的な価値や多様な特性も重要である」というメッセージを子どもたちに伝えることが大切です。さらに、自己肯定感を育むためには、子どもたちが自分の強みや独自性を見つけ、それを伸ばしていけるようなサポートが必要です。

例えば、得意なことや好きなことに集中し、それを磨いていく過程で、子どもたちは自然と自分への自信を育むことができます。その結果、他者の評価に振り回されることなく、自分の価値を自ら認識し、外見にとらわれすぎない強さを持つことができるでしょう。

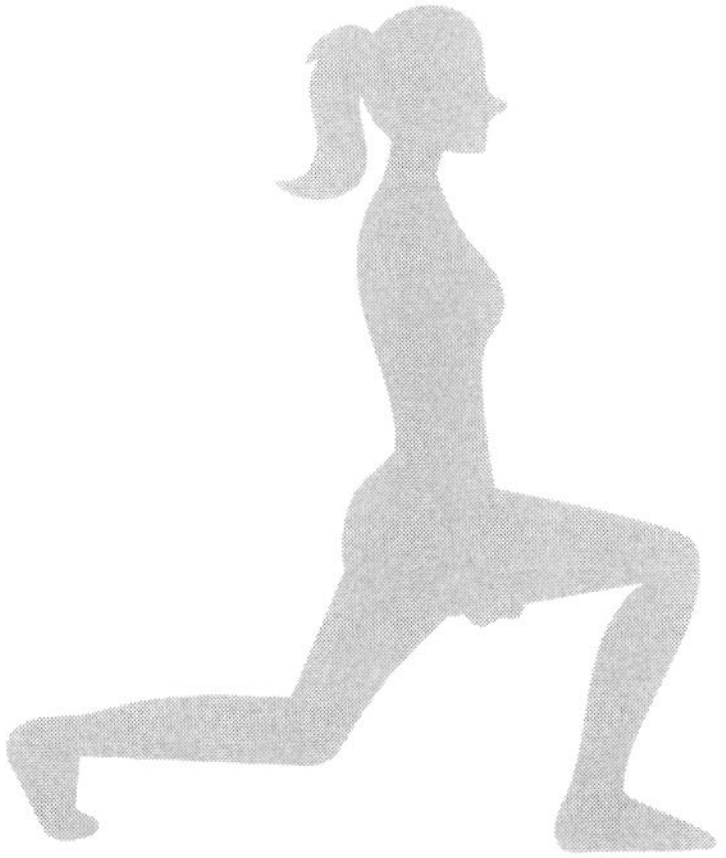

010

醜形恐怖心性とは？身体醜形症との違い

容姿についてある程度こだわりを持つことは普通のことで、実はそれはとても自然なことです。私たちが鏡を見たとき、「今日は髪型が決まった！」と感じたり、「あれ、今日のコーディネートはちょっと変かも？」と考えたりすることは、誰にでもあります。このように、自分の見た目について考えることは、私たちの日常生活の一部なのです。このような、容姿へのこだわりが少し強くなった状態を「醜形恐怖心性」といいます。これは病気ではなく、健康な人が持つ容姿へのこだわりのことを指し、「身体醜形症」とは違います。「心性」というのは傾向のことです。日常生活に支障をきたすほどではないものの、容姿に対する関心が非常に強く、メイクや美容に深い興味を抱いている場合が挙げられます。

例えば、コスメを多く購入したり、時折美容医療を利用したりすることもあります。また、そんな日々の中で、「今日のメイクがうまくいかない」「肌の調子が悪いかもしれない」といった悩みを抱えることも、この状態に該当します。

「身体醜形症」との違いは、こうした考えや不安があるからといって、必ずしも日常生活に大きな支障をきたすわけではないということです。なので、実際には自分が思っているほど他の人に気づかれていないことが多いのです。多くの人は、自分の容姿について考えたり悩んだりすることはあっても、それと上手に付き合いながら生活しています。

例えば、友達と遊んでいるときや学校で勉強しているときに、容姿のことをあまり気にしなくなったり、楽しいことに集中したりすることができるのです。醜形恐怖心性は、実はとても多くの人が経験することです。自分だけではなく、周りの友達も同じように感じているかもしれません。大切なのは、こうした不安を持つことは特別なことではなく、普通のことだということを理解することです。そして、自分が感じる不安や心配について、友達や家族と話してみることも助けになるかもしれません。

例えば、友達に「私、肌荒れが気になっているんだ」と話してみると、友達も同じようなことを感じていることがわかるかもしれません。それにより、安心感を得られることもあります。また、自分が気にしていることが他の人にとってはあまり重要ではないことに気づくことも、心の負担を軽くする手助けになります。容姿に対するこだわりがあったとしても、それが自分の心を苦しめることがないよう、日常生活に支障をきたさないよう、工夫してみるのが良いでしょう。

図 17　醜形恐怖心性と身体醜形症

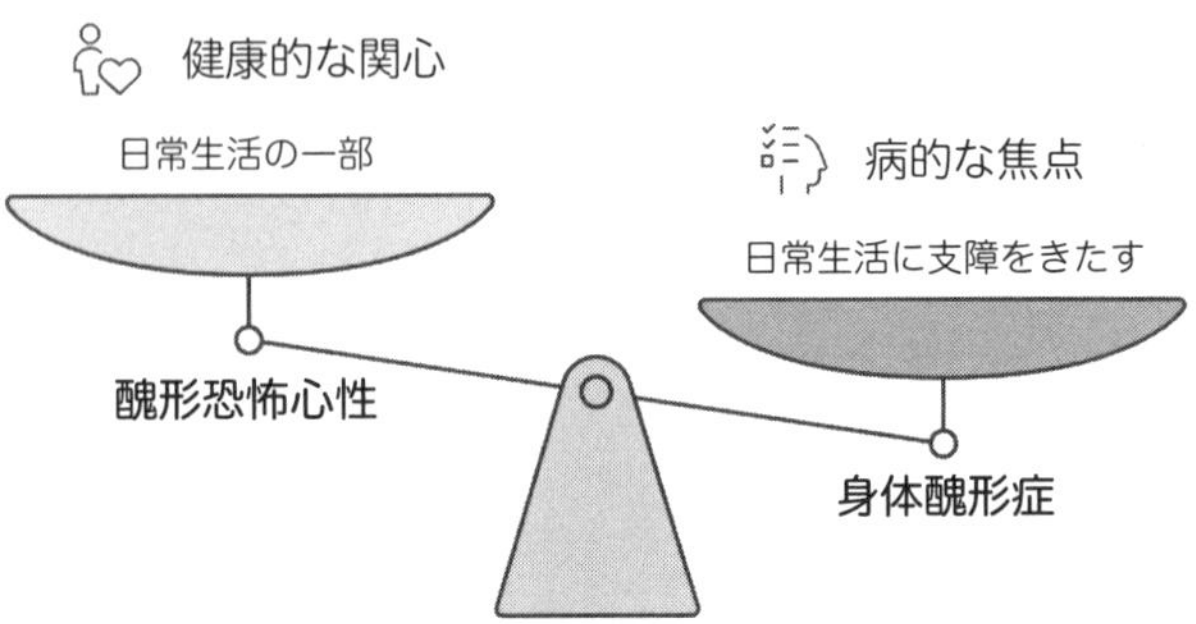

健康的な関心
日常生活の一部
病的な焦点
日常生活に支障をきたす
醜形恐怖心性
身体醜形症

011

容姿って何？
容姿の「正解」や「理想」はひとつではない

容姿に関する「正解」や「理想」は、実はひとつに決まったものではありませんし、それが普遍的なものでもありません。この「正解」や「理想」といわれるものは、個人の価値観や文化的背景、さらにはその時代ごとの社会的な雰囲気や流行に大きく左右されるものです。例えば、日本では一般的に小顔で色白、そして細い体型が美しいとされることが多く、テレビや雑誌に登場するモデルや俳優たちはその基準に近い特徴を持つ人が多いです。そのため、多くの人が「小顔で色白で細い人こそ美しい」と感じる傾向があります。しかし、こうした美の基準は日本やアジア特有のものであり、他の地域ではまったく異なる価値観が存在します。これを理解することで、「美しさ」に関する固定観念が相対的なものであることが見えてきます。

012

文化や地域による美の基準の違い

美しさの基準は文化や地域によって大きく異なり、それぞれの土地や人々が持つ独自の価値観に根ざしたものです。

例えば、欧米では「顔が小さい」という特徴がほめ言葉として用いられることはほとんどなく、むしろ顔立ちの整い方や表情の豊かさが重要視されることが一般的です。

一方で、南国の地域では日焼けした健康的な肌が「元気で活動的」とみなされることが多く、日差しの強い国々ではそのような外見が「アウトドアで活発な人」というポジティブなイメージと結びつきます。

さらに、アフリカの一部の文化ではふっくらとした体型が美の象徴とされ、これは「豊かさ」や「健康」を示すと考えられています。

このように、各地域ごとに異なる美の基準が存在することから、「美しさ」は普遍的な概念ではなく、それぞれの文化的背景や社会的価値観と深く結びついていることがわかります。

013

時代の変化による美の基準の変遷

容姿の基準は時代で大きく変わり、社会や経済、価値観で様相が異なります。例えば、昔の日本ではふっくらとした顔立ちや体型が「豊かで美しい」とされていました。食料が不足しがちな時代において、十分な栄養を摂取していることが「幸せ」や「裕福さ」の象徴と考えられていたためです。

しかし、その後の時代においては社会や経済の発展に伴い、スリムな体型や特定のヘアスタイルが流行するようになりました。さらに、ファッションやメディアの影響等により、「美しさ」の基準が更新され、多様化しています。こうした時代ごとの変遷を知ることで、「美しさ」が固定的なものではなく、社会全体の価値観や文化的流行によって常に変化し続けるものであることを理解することができます。

014 肌の色や魅力に対する価値観

肌の色やそれに関連する価値観は、文化や時代の変化とともに絶えず変わり、多様化してきました。例えば、日本ではかつて「美白」という言葉が広く使われ、白い肌が「美しい」とされるのが一般的でした。しかし、近年ではその言葉を使わない動きが広がり、肌の色にはそれぞれに異なる魅力があり、それを認め合うことが重要だという考え方が浸透しています。

肌の色と人種差別は切り離すことができません。黒人に対する差別に加えて、日本人などの黄色人種への差別も存在しています。現代では多様性が尊重されるようになっていますが、依然として肌の色を理由に人を排除する事例があるのが現実です。「白だけが優位で美しい」という考え方は、偏ったものであるといわざるを得ません。実際、南国の地域では日焼けした肌が「活動的で元気な人」の象徴として、健康的な美しさとして高く評価されています。

それでも、アジア、特に韓国では美白文化が根強く残っています。白い肌を好むこと自体はその人の好みですが、多様な肌の色や人種を受け入れる社会であってほしいと切に願います。実際、韓国の化粧品会社がファンデーションの色を30色展開したという話を聞いたとき、その多様性への配慮に感動しました。とはいえ、これは当然のことです。今後、さまざまな化粧品会社が肌の色の多様性を反映した製品をさらに増やしていくことを期待します。そのような努力が広がることで、多様な考え方が浸透し、肌の色や外見に対する偏見や固定観念が少しずつ解消されていくのではないでしょうか。

これは、肌の色にはそれぞれ異なる魅力があり、それを認め合うことが大切であるという考え方が浸透してきたためです。一方で、南国の地域では日焼けした肌が「活動的で元気な人」という印象を与えるため、健康美として高く評価されることがあります。

このように、肌の色に対する評価は、文化や時代の背景に強く影響されていることがわかります。また、こうした多様な考え方を理解することで、肌の色や外見に関する偏見や固定観念を少しずつなくしていける可能性が広がります。

015

異なる基準を知る

容姿に関する基準が文化や地域、さらには時代によって異なることを知ることは、自分自身の容姿への悩みを軽減するために非常に重要です。**「美しい」とされる基準がひとつではない**ことを理解することで、他者の美しさを自然に認めることができ、自分自身の個性や魅力をより大切に感じられるようになります。

例えば、日本であまり評価されない特徴が、他の国や文化では「とても魅力的だね」と称賛される場合もあります。このように異なる視点を持つことは、自分の外見や特徴を新たな角度から見るきっかけとなり、自己肯定感を高める大きな力となるのです。

016

自分自身を受け入れるために

容姿に関する悩みの多くは、他者との比較や社会的な基準とのギャップから生じることが少なくありません。しかし、異なる文化や時代の美の基準を学ぶことで、そうした悩みを軽減し、自分自身の個性や魅力に気づくことができます。

例えば、ふっくらとした体型が「豊かで美しい」とされる文化や、日焼けした肌が「活動的で魅力的」と評価される地域の価値観を知ることで、自分が持つ外見的な特徴にポジティブな意味を見出すことができるかもしれません。このように、他者との比較ではなく、自分の良さを肯定的にとらえることで、自分らしい魅力を発見し、受け入れる力を養うことが可能となります。

コラム

04

日本の化粧の変遷 ～身分の象徴から個性の表現へ～

日本における化粧は、時代とともにその役割が大きく変化してきました。縄文時代では、朱を使うことで防腐効果を高めると同時に、美しさを演出する目的もあったと考えられています。

江戸時代には、化粧がエチケットやマナーの一環として重要視され、身分や年齢、既婚・未婚を示す役割を担っていました。例えば、お歯黒や眉の形で身分や人生のステージがわかる仕組みがありました。庶民の女性は、子どもが生まれると眉を剃る習慣があり、上流階級では年齢によって眉の形が決められていました。このように、化粧が身分を表すものであったことは、今となっては驚きの価値観といえるでしょう。

明治時代には、政府の布告により、お歯黒や置眉（眉を剃って描く化粧）の習慣が廃止されました。皇后が率先してやめたことをきっかけに、人々の意識が変化し、長年続いた伝統的な価値観や美意識が崩れていきました。また、1000年以上にわたり、粉といえば「白」が当たり前とされていましたが、明治時代には肌色や黄色などの新しい色が登場し、大きな革新をもたらしたそうです。

大正時代には、和装と洋装で異なる眉の形が流行し、和装には三日月眉、洋装には直線的な細眉が好まれ、それぞれのスタイルに合わせた化粧が楽しまれるようになりました。また国産の棒口紅が初めて登場し、携帯に便利で、どこでも気軽に使えることから、人気を集めました。口紅の普及とともに、唇全体に口紅を塗る化粧が流行し、輪郭に沿って塗るスタイルが広まりましたが、一部ではその塗り方が「人を食ったようだ」と非難されることもあったようです。

近年、化粧は身分や年齢を示すものではなく、個人を表現する手段へと変化しています。日本では、欧米化粧が日本人にフィットするように取り入れられ、近代化粧が発展しました。化粧は、時代とともに身分や年齢を表現する役割から、個人の美しさや個性を引き出す手段へと進化しました。近代化粧の発展と多様な化粧品の登場により、化粧は自己表現の重要な方法となり、自然美、健康美、個性美を追求することが現代の化粧の使命となっています。

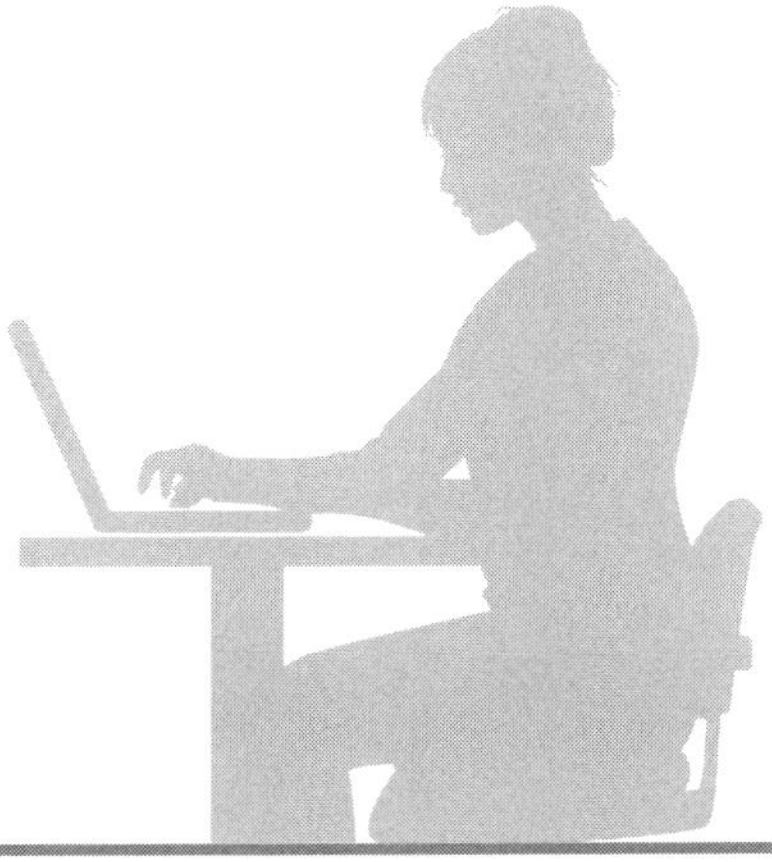

017

他者の美しさを認めることは充実した人生を送る基盤

他者の美しさを認めることは、自己肯定感を高めるための大きな一歩となります。「美しさ」の基準がひとつではないことを理解し、さまざまな視点や価値観を取り入れることで、自分らしさをより大切にすると同時に、他者の多様性を尊重する姿勢を身につけることができます。このような心の持ち方は、自分自身の外見や個性を肯定的に受け入れる力を育むだけでなく、より充実した人生を送るための基盤ともなるでしょう。

018

どんな時に容姿が気になる？容姿へのこだわり

日常生活の中で、私たちはさまざまな場面で自分の容姿を意識することがあります。それは、周りの人が自分をどう見ているかを気にするからです。では、どんな時に特に容姿が気になるのでしょうか？大学生と小学生それぞれの傾向を見ながら説明していきたいと思います。

大学生でも小学生でも容姿が気になるきっかけは鏡が多いことがわかりました（図18〜21）。

図18　どんな時に容姿が気になる？（大学生）

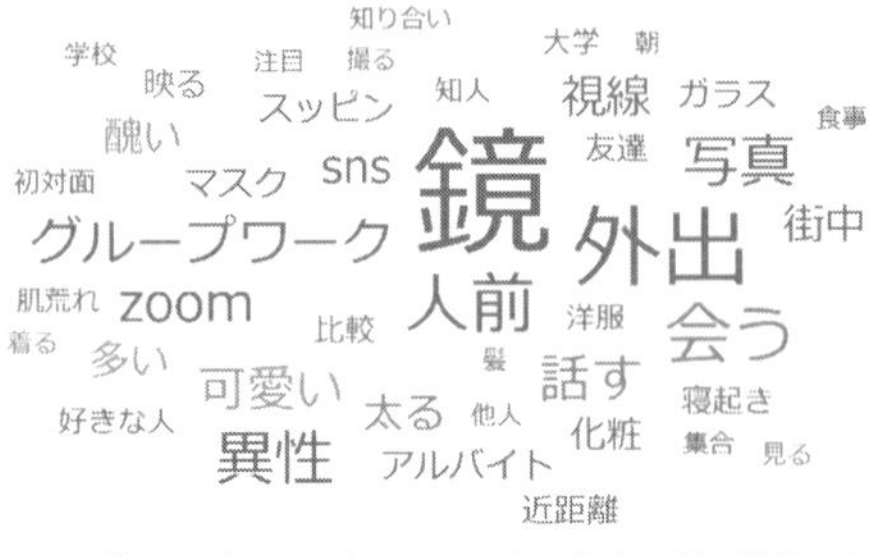
知り合い
学校
映る
注目
撮る
大学
朝
知人
スッピン
視線
ガラス
食事
醜い
友達
写真
初対面
マスク
sns
鏡
グループワーク
外出
街中
肌荒れ
zoom
人前
洋服
会う
着る
比較
多い
髪
話す
可愛い
寝起き
好きな人
太る
他人
化粧
異性
集合
見る
アルバイト
近距離

頻出する単語ほど大きく表示され、出現頻度の低い単語は小さく表示されます。

019

鏡よ鏡

私たちが自分の顔や身体を鏡で見るのは、自分自身を確認したり、整えたりするためです。しかし、時にはその確認が、私たちの心に不安をもたらすことがあります。

鏡を見るとき、私たちは自然に気になる部分に目がいってしまいます。例えば、髪の毛の寝ぐせが気になったり、顔にできた小さなニキビ

図 19　どんな時に容姿が気になる？（大学生）

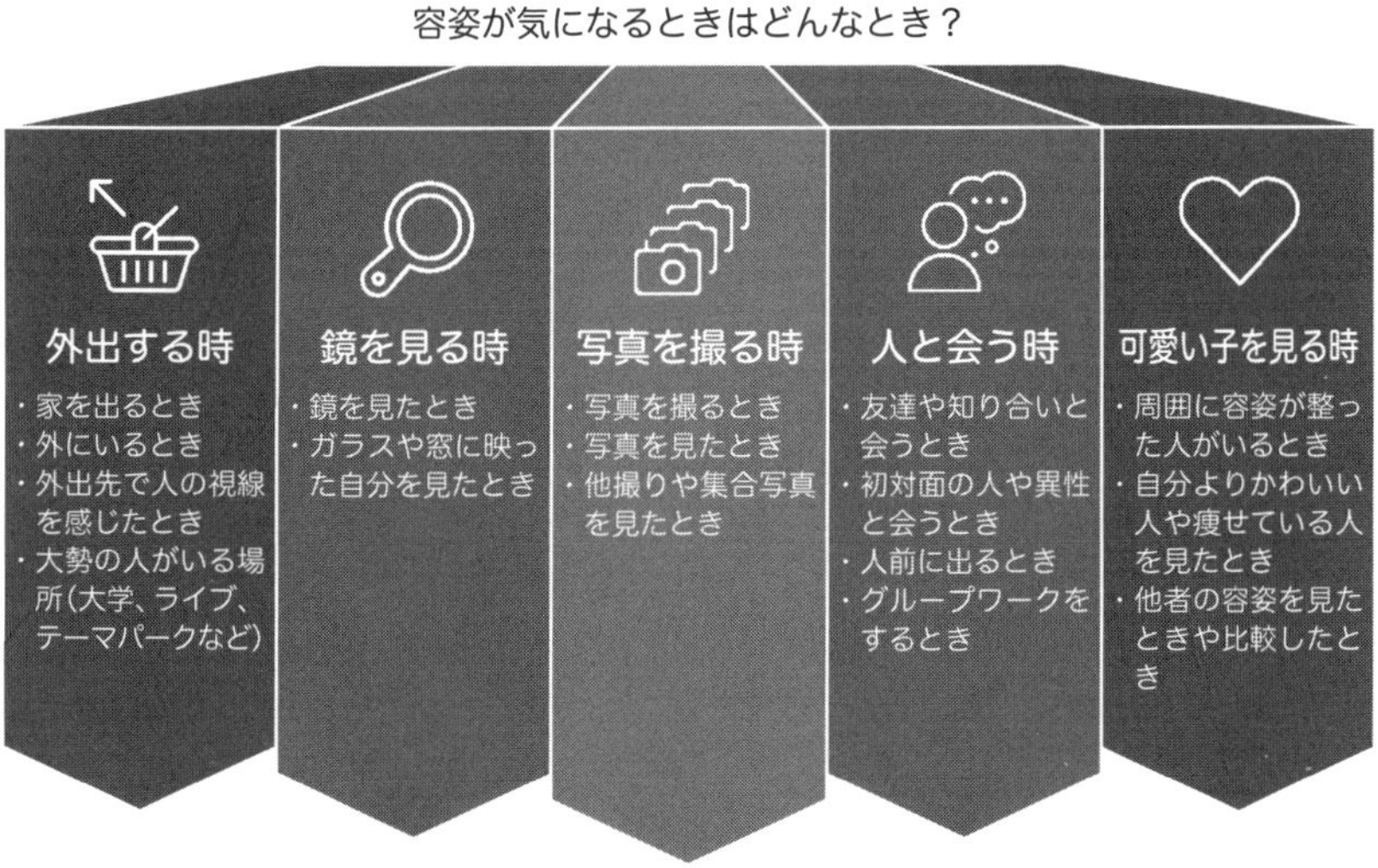
容姿が気になるときはどんなとき？
外出する時
・家を出るとき
・外にいるとき
・外出先で人の視線を感じたとき
・大勢の人がいる場所（大学、ライブ、テーマパークなど）
鏡を見る時
・鏡を見たとき
・ガラスや窓に映った自分を見たとき
写真を撮る時
・写真を撮るとき
・写真を見たとき
・他撮りや集合写真を見たとき
人と会う時
・友達や知り合いと会うとき
・初対面の人や異性と会うとき
・人前に出るとき
・グループワークをするとき
可愛い子を見る時
・周囲に容姿が整った人がいるとき
・自分よりかわいい人や痩せている人を見たとき
・他者の容姿を見たときや比較したとき

図 20　どんな時に容姿が気になる？（小学生）

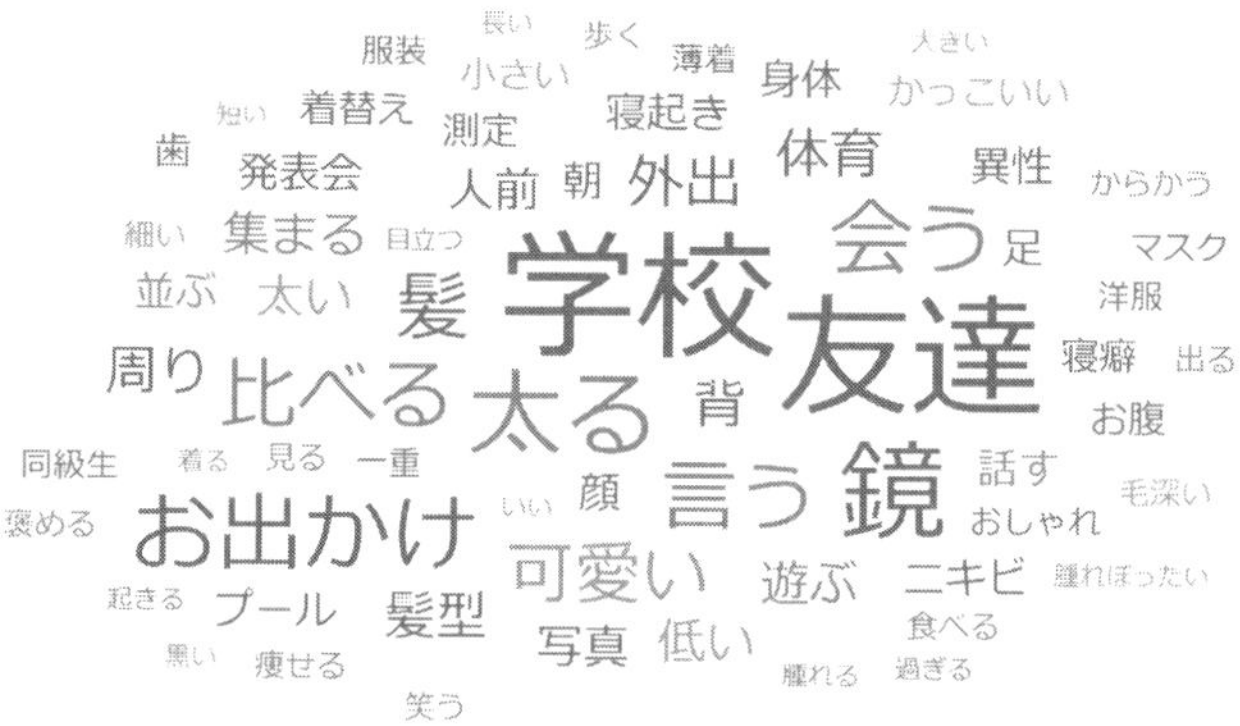

図 21　どんな時に容姿が気になる？（小学生）

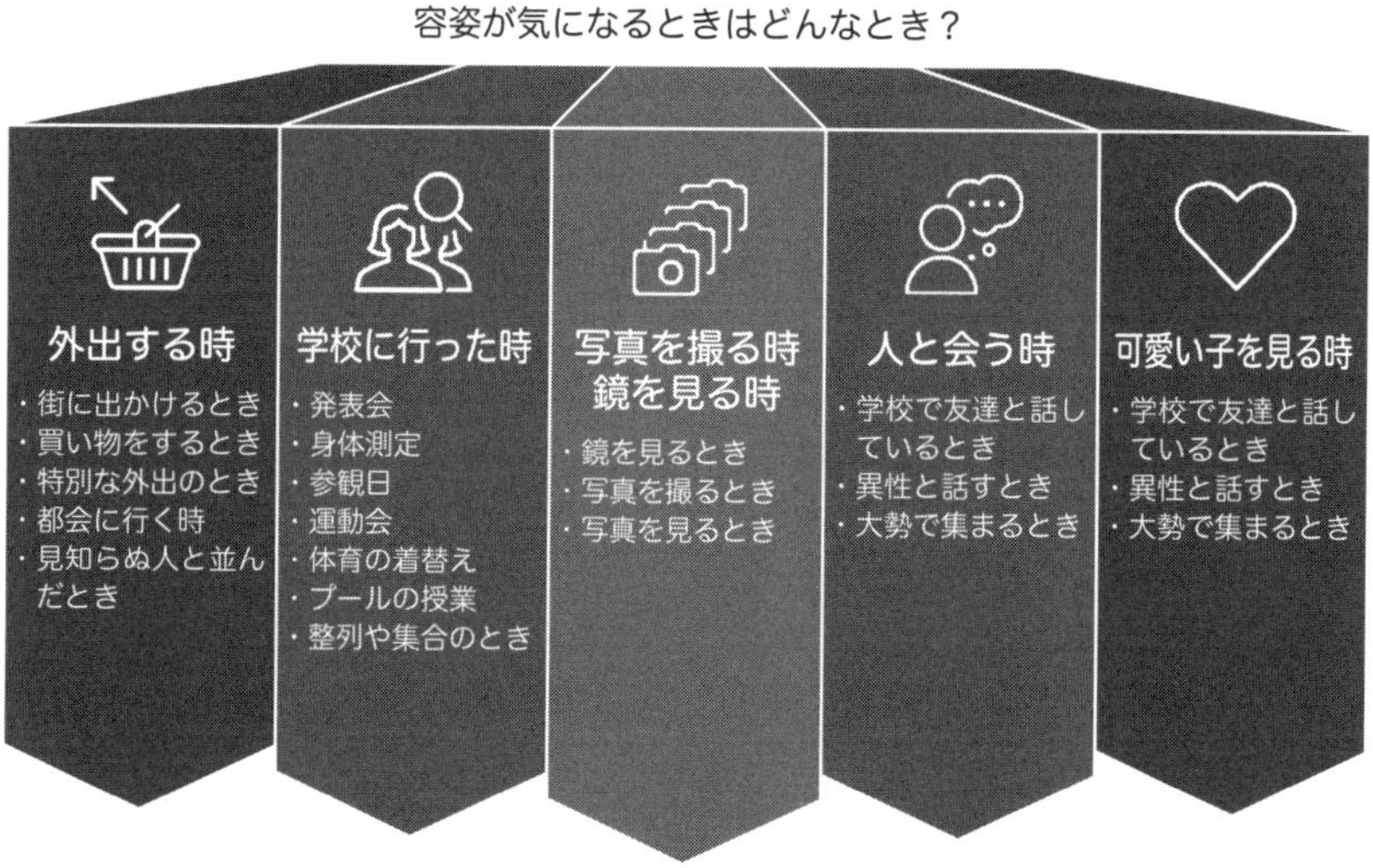

を見つけてしまったりします。このように、自分の姿をよく見ることで、気にしていなかったことに気づいてしまいます。その結果、思わず「こんな自分じゃいやだ」と感じてしまうわけです。

身体醜形症の例としてよく挙げられるのが、『白雪姫』に登場する王妃です。彼女はいつも魔法の鏡に「世界で一番美しいのは誰？」と問いかけ、自分がその答えであることを期待していました。しかし、ある日、鏡が「世界で一番美しいのは白雪姫です」と答えたため、彼女は嫉妬心に駆られ、物語が動き出します。それぐらい容姿へのこだわりと鏡は切っても切り離せないものになります。

020

気になるのは中間層のひと？

容姿へのこだわりについて考える際、「鏡」に加えて「人」という要素も重要なキーワードとなります。

小学生では「友人」という言葉が多く挙げられました。大学生においては「（人と）会う」という言葉が多く挙がってきました。

つまり、友人や人と会うとき、特に自分の容姿が気になるわけです。「自分の見た目について相手にどんな風に思われるかな？」と考えることで、ドキドキしたり緊張したりします。この感情は、他の人にどう思われるか、そして自分がどのように受け入れられるかに対する不安から来ています。

例えば、誰かと会うときに自分の容姿を気にしすぎて、言いたいことがうまく言えない経験はありませんか？そのとき、心の中では「どう思われるのかな？」や「嫌われたら嫌だな」と思ったりします。このような緊張感は、相手に受け入れてもらいたいという思いから生まれるものです。その中で、私たちが意識するのは、家族や親友、彼氏彼女などの身近な関係性ではなく、〝友人や知り合いたち〟なのです。逆にまったく知らない人と会うときには、容姿が気にならないことも言われています。

つまり、**身近な人とまったく知らない人の間に存在する中間層の人たちと会うときには、自分の見た目に敏感に**なってしまいます。この中間層の人たちとの関係を築くことは、私たちにとって重要な課題なのです。

また、人と会うときに、相手からの言葉も私たちの気持ちに大きな影響を与えます。例えば、「今日はその服が似合っているね！」と言ってもらえると、とても嬉しく感じます。「やった、褒めてもらえた！」という気持ちが湧き上がり、自信を持つことができます。逆に容姿に関してネガティブなことを言われると、過度に気にしてしまい、不安になってしまうこともあるかもしれません。このように、人の言葉が私たちの容姿についての考え方に影響を与えることがあるのです。

021

自分が見る自分の顔と写真で見る自分の顔は違うから

大学生においては「写真」という言葉が多く挙がってきました。写真を撮るとき、私たちの容姿が気になることはよくあります。例えば、スマホやカメラで写真を撮ると、自分の姿がそのまま映ってしまいますよね。その瞬間、自然と「ちゃんとかわいく撮れているかな？」や「髪の毛が乱れていないかな？」と、気になってしまいます。

特に、写真をSNSにアップすると、たくさんの人に見てもらうことになるので、「自分がどう見えるか」が気になってしまうのです。写真を通じて自分を他者に見せるという行為は、私たちの心にさまざまな感情を引き起こします。

022

他の人と比べたくなったら

「写真を撮るとき」とも関連しますが、小学生では「比べる」という言葉が多く挙がってきました。他の人と自分を比べるとき、自然と容姿が気になってしまうことがあるのではないでしょうか。友達と並んだときなど、自分が友達と比較してどのように見えるか気になってしまいます。友達の容姿が良かったり、きれいな髪型や素敵な服を身にまとっていると、自分に劣等感を抱くことにつながりかねません。

例えば、友達がかっこよかったりかわいかったりすると、どうしても自分と比較して「自分の方が劣って見える」と感じてしまったりするのです。こうした感情は緊張や不安を引き起こし、自信や自己評価に大きな影響を与えます。実際、調査の中でも容姿を気にしてしまうタイミングとして、「可愛い子がそばにいるとき」や「かっこいい人と並んだ時」などの記述が見られました。しかし、比べることがあまりにも続くと、自分の容姿が気になりすぎてしまいます。自分がどんな風に見えているかを考えることは大事ですが、他の人と比べすぎると、疲れてしまったり、ストレスを感じたりします。また、友達と自分を比べると、特にその結果に満足できないときは、自信を失ったり、落ち込んだりしてしまいます。「友達はスタイルが良くて、私はどうしてこうなんだろう」と悩んでしまうことにつながるでしょう。このような感情は、誰もが一度は感じることだと思います。

しかし、それが続くと、自分自身を大切に思えなくなってしまうことがあるのです。友達と自分を比べることで、自分の容姿や能力に対する不満が募り、自分を否定的にとらえてしまいます。だからこそ、比べることは一時的にして、自分の良いところや好きなことを見つけることが大切です。

023

学校は世界のすべてではない

小学生においては「学校」という言葉も多く挙がってきました。学校は、小学生にとって「自分の社会」であり、ほとんどの時間を過ごす場所です。世界が学校しかないと言っても過言ではありません。だからこそ、学校の友達や先生からの意見や反応が、とても意味を持ちます。「狭い世界」での人間関係や意見が、自分の考え方や感じ方に大きな影響を与えるのです。

小学生が学校で容姿を気にする場面として、「体育」や「プール」の授業に関する記述が見られます。「身体測定」に関する記述も複数確認されました。これらの場面には、子どもたちが容姿を意識しやすくなるいくつかの要因があります。

まず、体育の授業では、体操服を着用するため、体型や肌の状態が周囲に見えやすくなります。また、整列する際に身長差が目立つことも、容姿への意識を高める要因となります。「身体測定」においても、身長や体重といった身体的な特徴が他者と比較されやすいため、同様の理由で自分を意識するきっかけとなるでしょう。さらに、体育の活動では走る速さや運動能力など、目に見える差が比較の対象となり、それが自己意識を強める一因となります。このように、容姿や体力の違いが目立つ場面では、自然と自分を評価するきっかけが生まれるのです。

プールの授業では、さらに身体の露出が増える水着を着用するため、普段隠れている肌の状態や体型が周囲の目に触れやすくなります。肌荒れや体型の変化、日焼け跡などが目立つ場合、恥ずかしさや不安を感じる子どももいます。特に小学生の時期は、成長段階の個人差が大きく現れるため、他者との違いに敏感になりやすい傾向があります。

また、「発表会」や「授業参観」「運動会」といった行事の場面も、容姿を気にするきつかけになり得ます。こうした場面では、多くの人に注目される機会があるため、容姿だけでなく衣装や髪型、表情といった「見た目全体」に意識が向きやすくなります。大勢の前で何かをする緊張感や「自分がどう見られているのだろう」というプレッシャーによって、普段以上に容姿を気にするきっかけが生まれるのです。

小学生の皆さんにとって、今は学校という限られた社会がすべてのように感じられるかもしれません。しかし、年齢を重ねるにつれて、少しずつ広い世界が見えてくるようになります。中学生や高校生、さらには大人になると、学校以外のさまざまな社会やコミュニティに触れる機会が増え、多くの人と出会い、多様な価値観や考え方に出会うことができます。

今は、学校の友達や先生の意見がとても大きく感じられるかもしれませんが、それがすべてではありません。広い世界には、いろいろな考え方や生き方があり、自分らしく生きていくためのヒントがたくさん詰まっています。だからこそ、自分自身を大切にしながら、これから広がっていく世界を楽しみにしていてください。

コラム
05

コスメが最大の関心事・興味になっている場合

コスメやメイクに関心を持つこと自体は、決して悪いことではありません。実際、メイクをすることで自尊感情が高まり、容姿に自信を持つことで自己肯定感が向上するという研究結果もあります。外見に手をかけることは、自分を大切にする行為の一環として、多くの人にとってプラスの効果をもたらすものです。

しかし、外見だけで自分や他者を評価するようになると、心の問題が生じる可能性がありますす。容姿に自信を失ったとき、自分自身の存在価値そのものに自信を持てなくなるリスクがあるからです。外見は人間の価値の一部に過ぎませんが、それがすべてだと考えてしまうと、外見に変化が生じた際に大きな精神的ダメージを受けやすくなります。

外見を楽しむことを否定するのではなく、それを「自分の良さ」のひとつとして認めつつ、その他にも関心を持てることや得意分野を見つけることが大切です。例えば、スポーツ、音楽、勉強、アート、友達との交流など、容姿以外で自分を表現できる場があると、自己評価の基準が多様化します。その結果、外見に頼りすぎず、自分の価値を幅広く捉えられるようになるでしょう。

024

どこが気になる？目？顔？

「容姿」と言っても、どの部分が気になるかは人によって違います。顔、体、髪型、肌など、いろいろな要素が含まれています。ここでは、具体的にどんな部分が気になるのかを見ていきます（図22～25）。

顔は、私たちが人に最もよく見られる部分なので、多くの人が気にしています。特に、目や鼻、口などの顔のパーツが気になるようです。

図22　容姿のどこが気になる？（大学生）

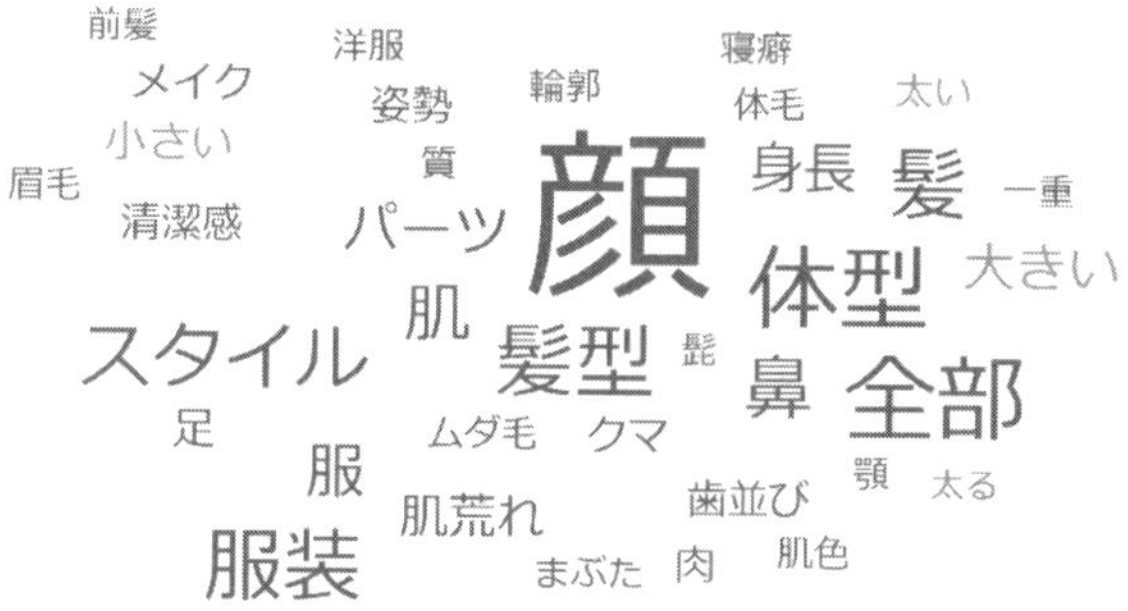

しかし、年齢によっても気になる容姿の要素は異なります。
　例えば、大学生の場合、目をはじめとする顔が一番気になるという傾向があります。その他には、服装、肌状態、体型、服装などが気になるようです。一方、小学生の場合、髪型が一番気になるという傾向があります。その他には、毛深さや体型、歯並びや洋服が気になるようです。

図23　容姿のどこが気になる？（大学生）

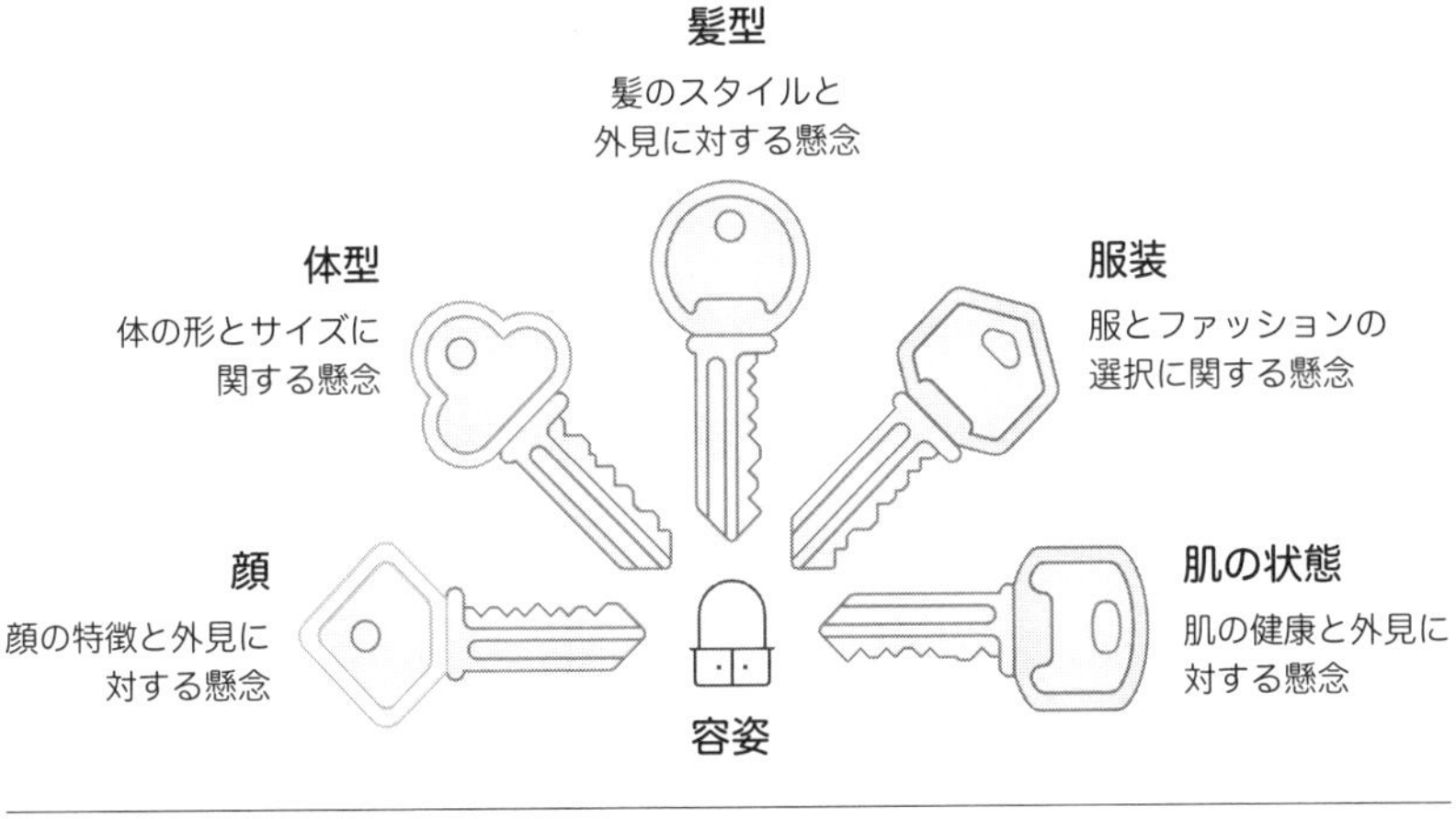
髪型
髪のスタイルと
外見に対する懸念
体型
体の形とサイズに
関する懸念
服装
服とファッションの
選択に関する懸念
顔
顔の特徴と外見に
対する懸念
肌の状態
肌の健康と外見に
対する懸念
容姿

図 24　容姿のどこが気になる？（小学生）

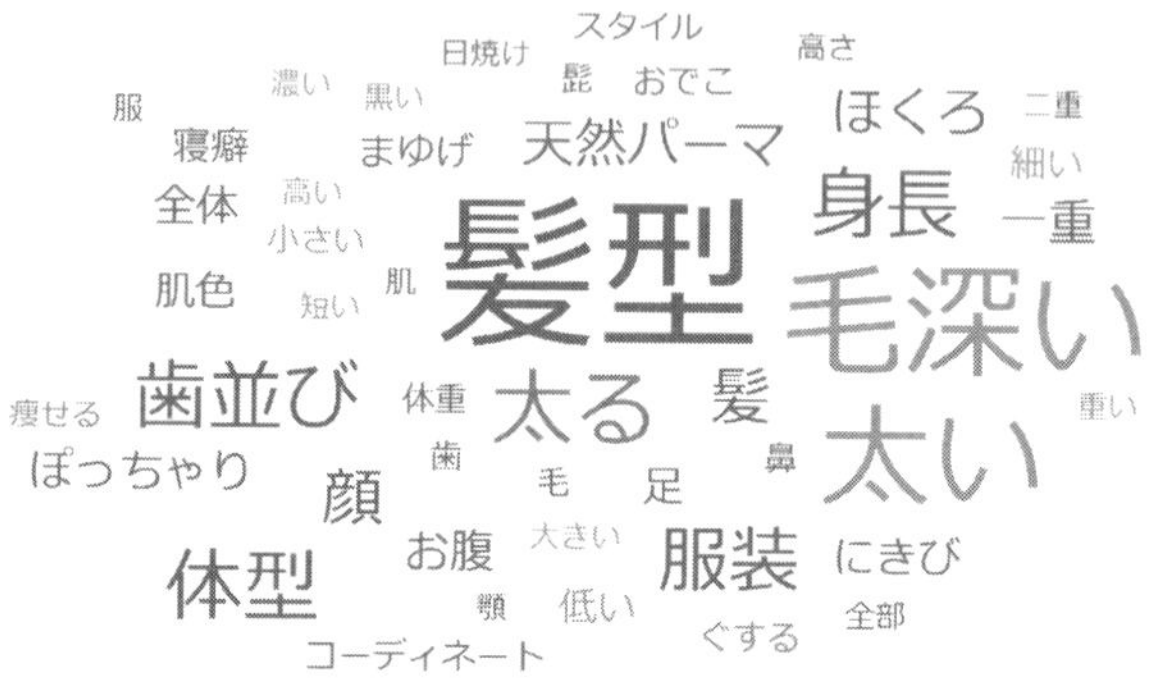
髪型
毛深い
身長
太い
太る
歯並び
体型
服装
天然パーマ
ほくろ
一重
髪
顔
お腹
にきび
ぽっちゃり
全体
肌色
寝癖
まゆげ
スタイル
日焼け
高さ
おでこ
二重
細い
服
濃い
黒い
髭
高い
小さい
短い
肌
痩せる
体重
歯
毛
足
鼻
重い
大きい
顎
低い
ぐする
全部
コーディネート

図 25　容姿のどこが気になる？（小学生）

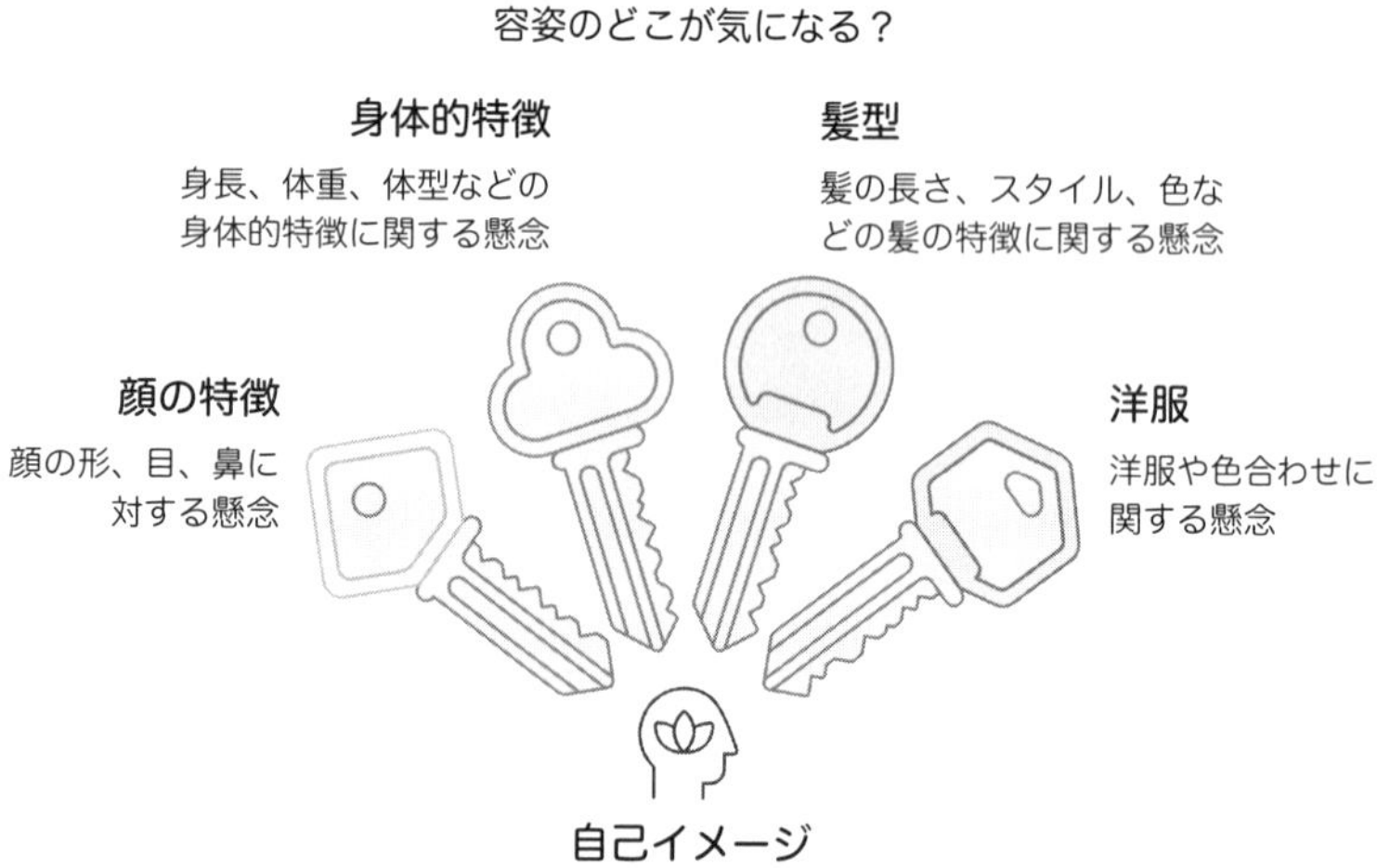
容姿のどこが気になる？
身体的特徴
身長、体重、体型などの
身体的特徴に関する懸念
髪型
髪の長さ、スタイル、色な
どの髪の特徴に関する懸念
顔の特徴
顔の形、目、鼻に
対する懸念
洋服
洋服や色合わせに
関する懸念
自己イメージ

025
目が気になる？

自分の容姿の中で気になる場所として「目」が多いです。例えば、「もっと目が大きくなりたいな」と思ったり、「二重だったらいいのに」と感じたりする人が多いようです。周りの友達やテレビで見る人たちと比べてしまうことも原因かもしれません。すでに二重だったとしても、最近では二重幅にも理想とされる形があるようで、二重の幅を手術で調整することも珍しくありません。整形についてはⅢ章で詳しく触れますが、手術としても「二重術」の人気が高いそうです。

「目」は、顔のパーツについて考えると目立つ部分ではあります。そのため、友達と自分の目の大きさを比べて、「私ももっと目が大きければいいのに」「二重幅がもっと〇〇だったら良いのに」と思ってしまうのかもしれません。

026

鼻が気になる？

鼻の形も気にする人が多いポイントです。アメリカでは、以前から身体醜形症の訴えの中で、「鼻」に対する不満足感が多く取り上げられてきました。アメリカのメディアでは、細くて整った鼻が美しいとされる傾向があり、この美の基準が一部の人々にとってコンプレックスの原因となっているようです。

最近は、日本でも鼻の形にこだわる人がSNSを中心に散見されます。例えば、メイクをするときに、鼻のまわりに光や影を上手につけて、ツンと鼻を高く見せる工夫をしている人も多く見ます。影の部分をつけることで、鼻が高く見えたり、細く見えたりする効果があるようですね。この理想とされる鼻の形もまた流行があるので数年後には時代遅れになっているのかもしれません。

顔の形・輪郭が気になる？

顔の形や輪郭も、気にする人が多い箇所です。顔の形や輪郭は、全体的な印象を大きく左右する部分ではあります。以前から「シャープな輪郭」や「小顔」が理想とされたりもしてきました。最近ではSNSを中心に「**中顔面短縮**」という言葉をよく聞きます。

中顔面とは、目の下から前歯の先辺りまでを指します。中顔面短縮は、この部分を短くする方法だそうです。さらに「**人中短縮**」という言葉も最近よく耳にします。人中短縮とは、鼻と唇の間にある人中を短くする方法だそうです。

これらの人中短縮や中顔面短縮、シャープな輪郭をメイクで工夫している人をSNSなどで、よくみかけます。人中短縮メイクは、上唇の輪郭を少しオーバー気味に描き、リップラインを上げることで、唇の位置を高く見せるメイクです。さらに、上唇の山の部分にハイライトを入れることで立体感を強調し、人中が短く見えるような効果を生み出したりするそうです。

中顔面短縮メイクは、目の下から鼻の下までの距離を短く見せることで、面長な印象を和らげ、顔をコンパクトに見せる技術です。例えば、チークを通常よりも高い位置に入れる、涙袋を作る、眉の位置を少し下げて描くなどの方法が用いられるそうです。こうすることで、顔の中央部分の余白が減り、中顔面が短縮されたように見える効果があります。また、シェーディングやハイライトを活用することでコントラストが生まれ、より引き締まった印象になります。

シェーディングは、顔の輪郭を引き締め、立体感を強調することで、小顔に見せるためのメイク方法です。適切な影と光のバランスを調整することで、より洗練された印象を演出できます。

このようにメイクで工夫するだけでなく、人中を短くする手術を選ぶケースもあるようです。手術となると、かなりのリスクや費用を伴いますが、それだけ小顔に見せたいという強い願望があるのでしょう。

メイクで工夫することもあれば、人中短縮の手術を受けることもあるようです。「中顔面」も「人中短縮」も、顔全体のバランスが整い小顔に近づける方法だそうです。多様な美の基準がある一方で、とても画一的な考え方のようにも思います。このように、メイクによって「中顔面短縮」したり、「人中短縮」する方法がある一方で、顔の形には大きく変えられない部分も多いため、「変えたいけれど変えられない」という焦りや不満を感じるのかもしれません。

コラム 06

メイクの低年齢化と身体醜形症

近年、SNSの普及に伴い、コスメに興味を持つ子どもの年齢が低くなっています。これには、SNS上で簡単に美容関連の情報が得られることや、手軽に商品を購入できるネットショッピングの存在が大きく影響しています。スマートフォンひとつで気軽に情報収集や買い物ができる環境が整ったことで、子どもたちがコスメや美容に関心を持ち始めるきっかけが増えているのです。このような背景が、容姿への関心をさらに高める「サイクル」を形成していると考えられます。

こうした環境の変化に伴い、強迫症や身体醜形症といった心理的な問題が、以前より若い年齢層で見られるようになってきています。身体醜形症は、主に15~19歳で発症することが多いとされていますが、特に16~17歳の発症率が高いことが分かっています。最近では、症状の兆候が12~13歳頃から現れるケースもあり、こうした潜在的な問題が低年齢化している可能性も示唆されています。

この低年齢化には、SNSが果たす役割が大きいと考えられます。SNSは、友人や知らない人たちとの比較を容易にし、他人の「美しい」容姿が頻繁に目に入る場です。特に、加工された写真や理想的なイメージが多く投稿されることで、子どもたちの自己イメージが歪みやすくなります。また、ＳＮＳで得た情報をそのまま受け入れてしまうことが、より深刻な悩みへとつながることもあります。

このような状況を踏まえると、子どもたちが容姿に関する自己イメージを過度に気にしすぎないよう、学校や家庭での教育や会話の場を増やす必要があります。身体醜形症は早期に気づき、適切なサポートを受けることで改善が期待できるため、子どもたちの変化を見逃さない姿勢が求められます。

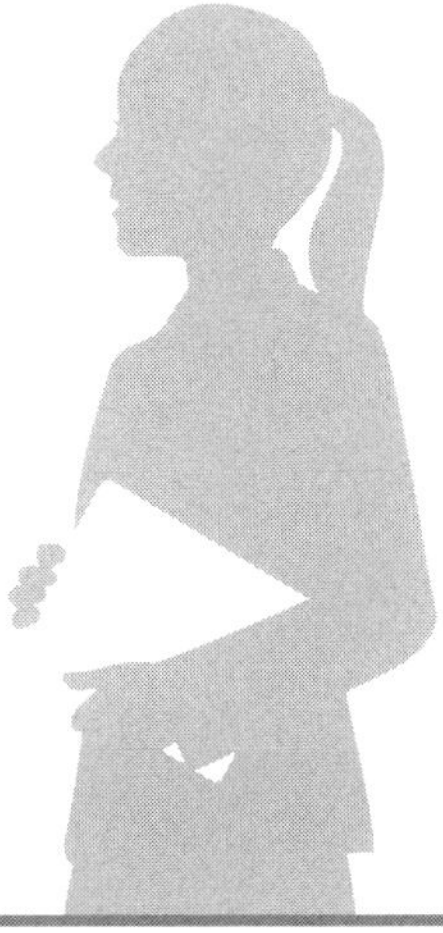

028

おでこが気になる？

おでこが気になる人がいるんだと思うかもしれません。みなさんの理想的なおでこはどんな形、あるいは広さですか？おでこの幅が広い方が良い、あるいは狭い方が良いというのは、人それぞれの価値観だと思います。ただ最近おでこの形に関しては、理想とされるものがあるようです。具体的にはおでこが〝丸い〟のがＳＮＳを中心として美の基準とされています。そのために、おでこが平らな場合はヒアルロン酸を入れたりするそうです。これも少し先の未来にはまったく別の、おでこに関する美の基準があるかもしれません。

029 眉毛が気になる？

眉は顔の印象の8割を決めるパーツだと言われています。気にしている理由として、「眉毛が濃いこと」や「眉毛が消えていないか不安」など、眉毛が濃い人も薄い人も、それぞれ気にしているようです。

眉毛は時代の流れを大きく反映します。日本の眉毛の歴史は、時代ごとに大きく変化してきました。平安時代には、女性が眉毛を引いて細くする「引眉」が流行していました。その後、江戸時代では男性の太い眉毛が力強さの象徴として好まれました。時代を経て、明治時代には西洋文化の影響で眉毛のスタイルも変化し、女性たちはより自然な眉毛を求めるようになりました。

１９８０年代後半から１９９０年代初頭にかけて、経済の好景気とともに眉毛のトレンドも大きな変革を遂げました。当時の日本はバブル経済の真っただ中で、ファッションが華やかに彩られており、その流れに乗る形で自眉を活かした極太で直線的な眉毛が一躍注目を浴びたのです。強さを象徴する太く濃い眉毛が流行し、アイブロウペンシルを駆使してしっかりと描き込むスタイルが広く受け入れられました。

続いて、１９９０年代中盤にはギャル文化が台頭し、「アムラー」と呼ばれる安室奈美恵のファッションやメイクが大きな影響力を発揮しました。この時期、彼女の特徴的な細く描かれた「極細眉」が流行の先端に立ち、アイブロウペンシルの繰り出し式ツールの登場とともに、眉を細く描く方法が広まったほか、テンプレートを用いて理想的な形を追求する手法も浸透していきました。

２０００年代前半になると、浜崎あゆみのメイクやファッションが脚光を浴び、特に「白ギャル」スタイルが流行の象徴となりました。この時代には、明るい髪色に合わせた淡いブラウンの「への字眉」が人気を博し、アイブロウパウダーが普及した結果、従来のペンシル一本で描く方法から、より柔らかな印象を与える眉の描き方が支持されるようになりました。

現在では、眉毛のスタイルはさらに多様化し、太眉やナチュラル眉といった個性豊かな表現が高い人気を誇っています。ＳＮＳや各種メディアの影響を受け、個々の好みに合わせた眉の整え方が次々と生み出される中、安室奈美恵の「極細眉」や浜崎あゆみの「への字眉」といった、時代ごとの象徴的な眉毛スタイルは今なお多くの人々に強い影響を与えています。

030

唇が気になる？

唇の形や大きさを気にする人もいます。例えば、「唇が薄い」「唇が厚い」「唇の色が気になる」など、理由はさまざまです。最近、SNSを中心に唇がぷっくりしている方がきれいだとされる傾向があります。唇をふっくらと見せる方法のひとつに、メイクがあります。例えば「プランパー」という化粧品があります。プランパーは、唇に膨張感を与える成分を含むもので、使用すると一時的に唇がふっくらして見える効果があるそうです。これは、唇に塗ることで血行を促進し、唇のボリュームを増すことを目的としています。また、リップライナーを使ってオーバーリップさせることで、唇をふっくら見せる方法もあるようです。

さらに、メイク以外の方法として、唇にヒアルロン酸を注入する人も増えてきています。ヒアルロン酸注射は、唇をふっくらとさせるための美容医療のひとつです。この方法は、唇が薄いと感じている人や、年齢を重ねることで唇が薄くなり、よりボリュームを出したいと考えている人に利用されているようです。プランパーが一時的なものであるのに対して、ヒアルロン酸は半年から1年程度は持つそうです。

このように現代では、唇がぷっくりしていることが「美しさの基準」のひとつとされることが多いですが、実際には唇の形や大きさは顔の形やバランスによっても似合うものが違いますし、自分が満足できることが一番大事です。

コラム 07

SEPHORAキッズ

最近、コスメ専門店セフォラで、α世代（2010年～2025年生まれ）の子どもたちがマナーの悪い行動をとる事例が増え、#sephorakidsというハッシュタグが付けられSNS上で話題となりました。具体的には、試供品を乱用してフルメイクを行ったり、親の金銭で高額なフレグランスを購入したり、店員に対して失礼な態度をとるなどの行動が報告されています。

この現象は、α世代の美容行動の低年齢化と深く関連しています。BBCの報道によれば、専門家は子どもたちがエイジングケア製品、特にレチノールやピーリング系のコスメを使用することで皮膚トラブルを引き起こす可能性があると警告しています。また、SNSでインフルエンサーが愛用するスキンケア製品を使用することがステータスシンボルとなり、友人関係での孤立を避けるために同じ製品を求める心理も指摘されています。

さらに、BBCは、子ども向け美容マーケットの急拡大に注目し、パンデミックを経てSNSに費やす時間が増えたことで、インフルエンサーの影響を受けやすくなった点や、見た目を気にする年齢であることがその背景にあると報じています。加えて、「友達が使っているから自分も使いたい」という、仲間外れになりたくないという意識も子どもたちの心理に大きな影響を与えていると考えられます。

α世代の母親にあたるミレニアル世代は、自身の高い美容意識を子どもにも反映させる傾向があります。例えば、幼少期から子どもにスキンケアやUVケアを習慣化させるケースが増えています。しかし、専門家は、成長期の子どもに対する過度な美容施術や製品の使用が、皮膚や心の発育に影響を及ぼす可能性があると懸念しています。このような状況を見ると、子どもの美容行動に対する適切なガイドラインの策定や、親と子ども双方への教育が必要です。

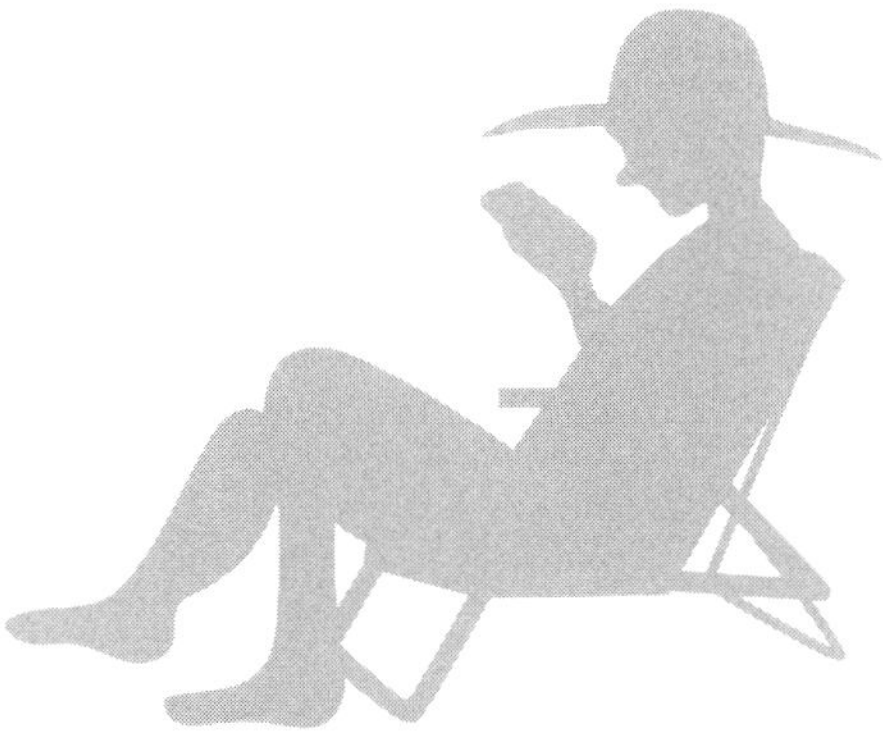

031

歯並びが気になる？

歯並びを気にしている人は小学生に多い傾向があります。これは、大学生くらいになるとすでに歯列矯正を終えている人が多いため、小学生の間で気にする人が目立つのかもしれません。歯並びがきれいだと、自分の笑顔に自信を持ちやすくなり、笑ったときに誰かに見られても気にせずにいられるという一方で、歯並びが悪いと、「笑うのが恥ずかしい」と感じたり、自分の笑顔に自信が持てなかったりするようです。

歯並びに関して悩んだ場合は、現代においては歯列矯正で直すという方法があるので、それを選択するのもひとつの方法です。とはいえ、歯列矯正もお金がかかります。

ですので、歯並びが完璧でなくても、ほかのところで自信が持てれば気にならなくなるかもしれません。

032

体型や身長が気になる？

体型や身長は、多くの人が気にする部分のひとつです。特に小学生は、第二次成長期に差し掛かる時期であり、身長の伸びが気になることが増えるので、「周りの友達と比べてもっと背が高かったらいいのに」とか、逆に「周りと比べて背が高いのが嫌だ」と思ったりします。自分の成長が周りの友達と比べて遅かったり、周りの成長と著しく異なったりすることで、コンプレックスを感じることは少なくありません。このような思いは、学校の体育の授業や運動会のときに背の順に並ばされることなどで強く現れます。自分の身長が周囲と比べて高かったり低かったりすることで、プレッシャーに感じるのでしょう。

体型についても同様に、小学生は変化が著しい時期です。その成長に伴って、急に太ったり痩せたりすることもあるので、最初はなかなかその変化についていけなかったりします。テレビや雑誌で見る人たちが、痩せていたり、筋肉がついていたりする姿を見て、「ああいう体型になりたいな」と思ったりするのでしょう。さらに、SNSの影響で、美しいとされる体型の基準がますます厳しくなっているように感じる人も少なくありません。

とはいえ、体型や身長は自分の努力だけでは変えられない部分です。成長には時間がかかりますし、体の形は遺伝の影響も大きいです。お父さんやお母さんの背が高い場合は、高くなるかもしれないし、逆もあります。それでも、身長や体型に対する思いは人それぞれで、少しでも自分を良くしたいと思うのは自然なことです。

このような場合、直接的な解決にはならないかもしれませんが、姿勢を正すことで背を高く見せたり、運動をして体を鍛えたりすることは、一つの対策として考えられるでしょう。運動は心身の健康にも良い影響を与え、ストレス解消や気分の向上にもつながります。

033 髪型や髪質が気になる？

髪の毛は、容姿を気にする際に注目される部分のひとつです。実際、髪型を変えるだけで全体の印象が大きく変わります。これは、髪の毛が顔周りにあり、他人の視線を最も引きやすい部分であることが原因といえるでしょう。また、髪型は自己表現の大切な要素となり、自己イメージや自信にも大きな影響を与えます。小学生にとっては、校則でメイクができなかったり、さまざまな制限があったりするため、髪型が自己表現の重要な手段となります。髪型を変えることで、自分らしさを表現したり、友達との違いを感じたりしているのかもしれません。つまり、小学生にとって髪型は容姿の重要な部分を占めると言っても過言ではないでしょう。だからこそ、髪型を気にする小学生が多いのだと考えられます。

中でも天然パーマに関する記述が多く見られました。小学生では、まだストレートパーマや縮毛矯正といった髪質を変える施術を受けていない場合が多く、それが「髪を自分の思い通りにできない」という感覚につながっているようです。この状況が、髪に対する不満や悩みを強めている可能性があります。髪型が思うようにいかなかったり、美容院に行って満足いく髪型にできなかったりすると、そのことが自己評価に影響を与えます。例えば「学校に行って友達になんて言われるかな」など、友達にどう思われるかを気にしてしまったりするのです。自分の髪型に自信がないと、それだけでネガティブな感情を抱きやすくなります。

一方で大学生になると、髪型だけでなく髪の色を自由に変えることができ、自分の気分や個性をより一層表現できるようになります。例えば、髪を明るい色に染めることで、気分が明るくなり、自然と自信が湧いてくることもあるでしょう。さらに、メイクや服装も自由に楽しめるようになり、表現の幅が広がることで、自己表現の可能性が格段に増します。このように大学生になると、髪以外にも多くの選択肢が増えるため、髪を直接的に気にしなくなる一因になっているのかもしれません。

034

肌の色や状態が気になる？

肌の状態は、顔の中でも範囲が広く、見た目に直接影響するため、容姿を気にすることに深くかかわってきます。特に思春期青年期は顔にできるニキビや肌荒れは気になりやすい時期です。「今日はニキビが目立つな」「肌が荒れているな」などと思ったら、自信をなくしてしまうこともありますよね。実際、大学生を対象とした研究では、私たちの体のいろいろな部分、たとえば「体型」「目」「肌」「鼻・口」「髪」などが、自分の気持ちにどのように影響するかを調べた結果、**「肌」に対する満足感が高い人は、自尊感情が高い**ことがわかっています。自尊感情とは、自己を価値ある存在だと感じる感情です。これはつまり、肌に満足できると、自分の価値を感じられるということです。

例えば、鏡で自分の肌を見たとき、「今日は肌がきれいだな」と思えると、自信を持つことができます。でも、「今日は肌の調子が悪いな」と感じると、気持ちが沈んでしまうこともあるでしょう。さらに、肌への不満足感が原因で自尊感情が低下し、その結果、人間関係に対して消極的になったり、不安を感じたりすることがわかっています（図26）。肌に自信が持てないと、人と会うのが嫌になることもあるのです。

小学生は、肌にトラブルがあった場合でも、学校へメイクをしていくことができないため、それを隠す方法があ

図26　身体満足感が自尊感情や対人関係に与える影響

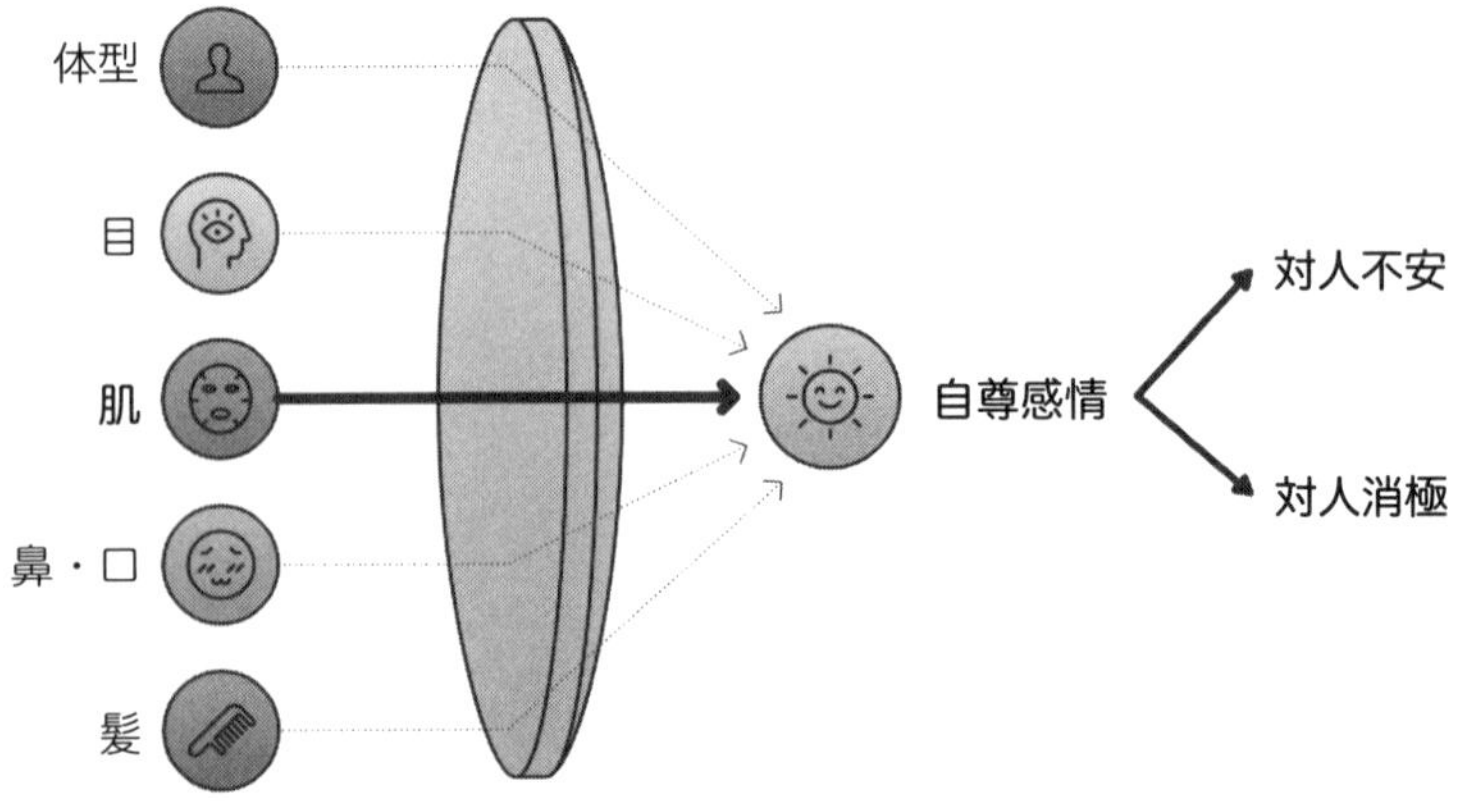

「肌」に対する満足感が低いと、自尊感情も低くなり、その結果、人と接する際に不安や消極的な気持ちが生まれます。

りません。そのため、顔に吹き出物ができたり、肌が荒れたりすると、どうしてもそのままの状態で過ごさなければならなくなります。このことが原因で、自信を失ってしまったり、友達と積極的に関わることが難しくなったりすることがあります。例えば、友達に話しかけられても目を見て話すことができなかったり、言いたいことをうまく伝えられなかったりします。このような気持ちが、友人関係の悪化を招くこともあるのです。

大学生の場合、メイクなどで肌荒れを隠せる一方で、逆に「きちんと隠せていない」と感じるとプレッシャーになることもあります。実際に大学生を対象とした研究（図27）では、**女子学生において「目」や「髪」に次いで「肌」が変えやすいと思われて**

図27　変えやすいと感じている身体部位

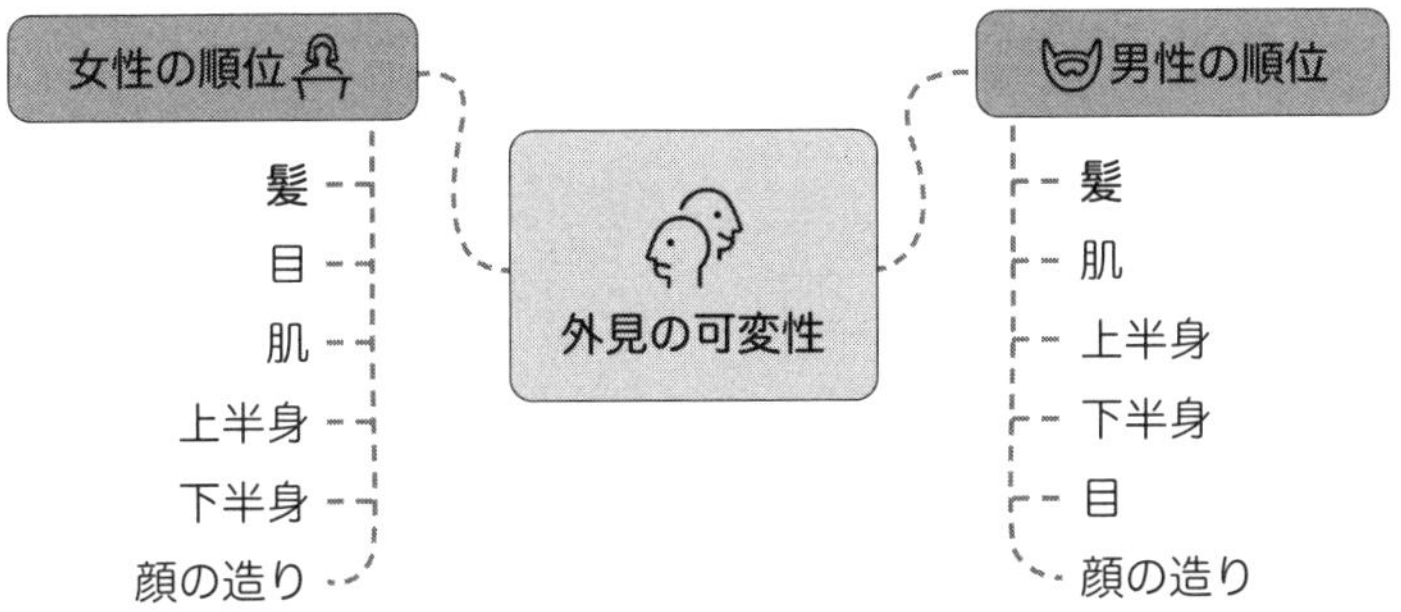
女性の順位
髪
目
肌
上半身
下半身
顔の造り
外見の可変性
男性の順位
髪
肌
上半身
下半身
目
顔の造り

いることがわかりました。**男子学生でも「目」に次いで「肌」が2番目に変えやすいと認識されている**ことが明らかになっています。

確かに、「髪」はスタイリングやヘアカットで簡単に変えられますし、女性の場合は「目」もメイクで印象を変えることができます。一方で、「肌」が比較的変えやすいと認識されている点は少し驚きです。これは、スキンケアやメイクによって肌の状態を改善したり、見た目を変えられると考える人が多いためでしょう。しかし、変えやすいと感じる分だけ、期待どおりに肌の状態が改善しなかったときにはプレッシャーを感じてしまうのです。「もっと肌をきれいにしなければならない」と思い詰めたり、努力が報われないと感じて落ち込んだりしてしまいます。このようなプレッシャーが、自分の外見への不安やストレスにつながることも理解しておくことが大切です。

また、過度に触ったり無理なケアをしたりして、逆に肌を傷めてしまうこともあります。そのため、適切なケアの方法を知ることが大切です。例えば、洗顔のしすぎや間違ったスキンケアが肌のトラブルを悪化させることもあります。肌の状態が気になるのは自然なことですが、無理をせず、正しい方法でケアをすることが重要です。

肌のケアは自分を大切にする気持ちと深く関係しています。化粧行為には大きく分けて、メイクのように自分を「飾る化粧」と、スキンケアのように自分を「慈しむ化粧」があります。最近では、リラックスを目的にスキンケアを始める人も多いようです。丁寧にスキンケアを行うことで、肌を整えるだけでなくリラックス効果も得られるため、一石二鳥といえます。毎日でなくても、時間があるときに取り組むだけでも十分でしょう。また、メイクには不安感や抑うつ感を和らげる効果があることがわかっています。メイク後には、不安感や抑うつ感が軽減し、気分が高揚することも多いです。これらの結果から、メイクが私たちの気持ちに直結していることは明らかです。

先述したように最近では、女性だけでなく、男性も化粧水やクリームを使って、肌の手入れをする時代です。肌のケアは、性別や年代に関係なく誰でも取り組めるものであり、心の健康にも良い影響を与えます。肌を丁寧にケアすることで、自分を大切にする気持ちが生まれ、自信やリラックス感につながります。

このように、肌のケアは単なる美容のためだけでなく、心の健康にも良い影響を与える習慣といえます。性別や年代を問わず、無理のない範囲で取り入れることで、自分を大切にする気持ちが育まれ、前向きな気分にもつながるでしょう。

コラム 08

メイクが変える心の在り方 ～印象形成と対人積極性～

化粧で、顔の印象は大きく変わります。自分をより魅力的に見せることができるのも、化粧の大きなメリットのひとつです。心理学には「印象形成」という言葉があります。これは、初対面の相手が限られた情報をもとに、その人の性格や特徴を判断し、印象をつくるプロセスのことを指します。多くの人が化粧をしているときとそうでないときで、相手がどのように自分を評価するかを気にします。その背景には、相手の印象形成を無意識に推測し、自分の見た目がどのように映るのかを気にする心理があるのかもしれません。

興味深い研究があります。この研究では、ノーメイク・ナチュラルメイク・ヘビーメイクで、不安感と発話量（どれだけ話すか）がどのように変わるかを調べました。その結果、最も不安感が低かったのはナチュラルメイクで、次にノーメイク、そしてヘビーメイクでは最も不安感が高くなりました。つまり、ナチュラルメイクのときが最も安心でき、逆にヘビーメイクのときには強い不安を感じていました。発話量についても、ナチュラルメイクのときが最も多く、次にヘビーメイク、そしてノーメイクのときが最も少ないという結果でした。ノーメイクのとき、人と話すことに抵抗を感じたりするのは、ある意味自然なことでしょう。しかし、意外なのはヘビーメイクのときに不安感が最も強かったことです。単純に「化粧をすれば安心できる」というわけではなく、「周囲からどう見られているか」を気にすることで、不安が増してしまうのです。

つまり、大切なのは「自分が満足できるメイク」をすることです。自分に合っていると感じるメイクをすることで、対人関係にも積極的になれ、不安が減り、心地よく過ごせるようになります。化粧がメンタルヘルスにも影響を与えるというのは、まさにこうした心理的な要因が関係しているのでしょう。

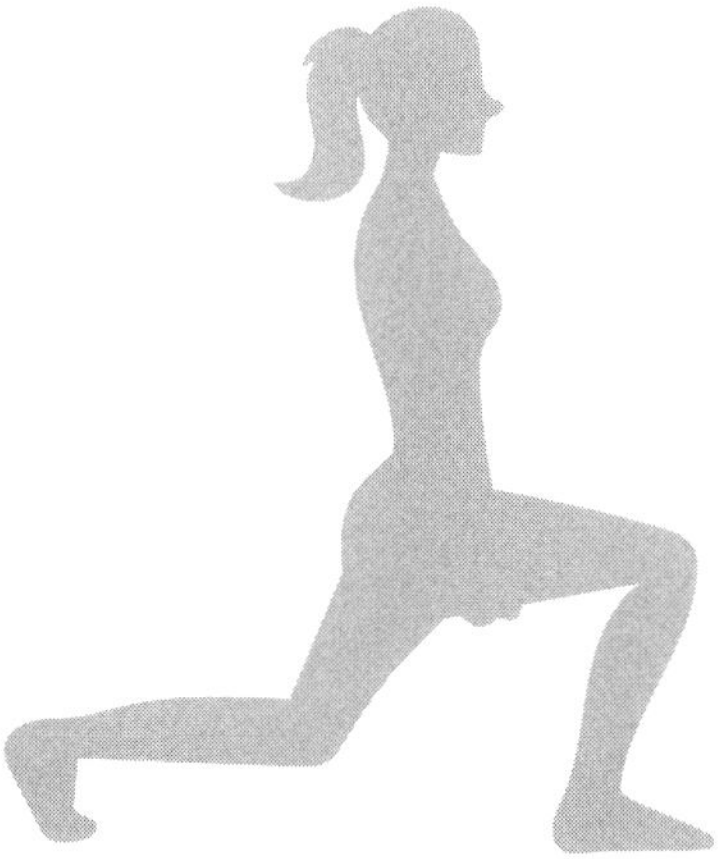

035

服装やファッションが気になる？

服装やファッションは、私たちの容姿に大きな影響を与える要素です。一見、服選びは容姿に関係ないように感じるかもしれませんが、実は服装も容姿を気にすることと深く関わっているのです。その理由は、服装によって他人から評価される、または評価されていると感じることが多いからです。

特に学校や友達との集まりでは、周囲の服装と自分の服装を比較して気になることもあるでしょう。友達と似たような服を着ていると安心感が得られますが、逆に「自分だけ違う服を着ていると浮いてしまうのではないか」と感じることもあります。オシャレが好きな子は、最新のトレンドを取り入れて自分のセンスをアピールできますが、ファッションに自信がない子は、オシャレな子を見ることで逆に劣等感を感じ、服選びがさらに苦しくなることもあるでしょう。

このような状況は、時には「スクールカースト」と呼ばれる友達関係の階層を作り出すこともあります。つまり、流行に敏感な子や特定のスタイルを持っている子が「人気者」とされ、それに合わせて自分の服装を変えようとする子も出てくるのです。

それでも、自分が好きな服を着ることは大切です。ファッションだって多様性の時代です。例えば、カジュアルなスタイル、フォーマルなスタイル、スポーティなスタイルなど、いろいろなスタイルがあります。それぞれのスタイルには、特有の雰囲気や個性があり、自分に合ったものを見つける楽しさがあります。服を着替えることで、自分の気持ちやシーンに合わせたイメージを作り出すこともできるかもしれません。最終的には、周りの意見や流行に左右されず、自分の好きなスタイルを楽しむことができたら良いですね。

036

相手に与える印象は「7－38－55の法則」!?

外見は他者とコミュニケーションをとるときに最も相手に印象を与える部位であるため、不安が生まれることが多いです。その中で、「表情」も実は非常に大切なポイントです。

笑顔や目の輝きは、他の人に良い印象を与えるための重要な要素になります。コミュニケーションをとっている相手は外見より表情で相手の印象を判断していたりもします。アルバート・メラビアンの研究によれば、人が他者から受け取る印象のうち、言葉(話の内容)よりも、ノンバーバルな要素(話し方や表情、身振り手振りなど)の影響が強いそうです。

具体的には、メラビアンは「7－38－55の法則」と呼ばれる割合を提唱しました。この法則では、相手に与える印象は3つの要素によって構成されています。人が他者から受け取る印象は、表情や仕草といった視覚情報（55％）が最も大きな影響を与え、次に声のトーンや話し方などの聴覚情報（38％）、そして話の内容そのもの（7％）が続くとされています。

つまり、全体の印象のうち、**93％は言葉以外の要素**によって相手に伝わっているのです。例えば、怒っているような表情やトーンで「楽しい」と言っても、言葉自体はポジティブでも、ノンバーバルな要素から「楽しくない」という印象を受けるのです。このように、メラビアンの研究からわかるのは、**態度や声のトーン、表情などのノンバーバル**

図28　7-38-55の法則

コミュニケーションにおける印象の要素

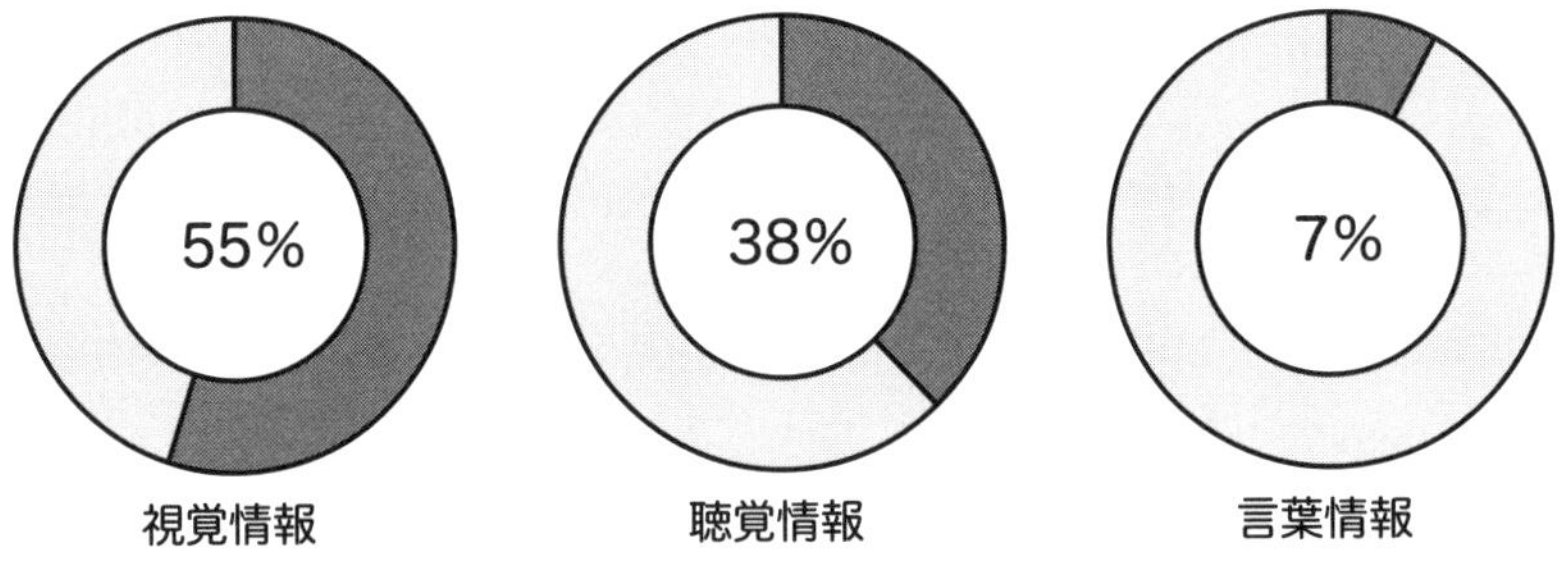
55%
視覚情報
38%
聴覚情報
7%
言葉情報

な要素が相手に強い影響を与えるということです。自分の外見が気になってしまうかもしれませんが、表情や声のトーンなど別のところに視点が行くことで、相手も外見以外の箇所に注目するようになるかもしれません。それによって会話の内容自体を楽しめたらお互いにとって一番良い結果が生まれるでしょう。

037

容姿と心理学～自己受容感とは？

容姿が気になるのは、自分がどう見えているかを他の人に理解してもらいたい、認めてもらいたいという気持ちが関係しています。ここでは、心理学の視点から容姿と心の関係についてお話しします。

「自己受容感」という言葉、聞いたことがありますか？先ほど出てきた自己肯定感のひとつです。自己受容感とは、「自分をありのままに受け入れる力」のことです。つまり、自分自身の見た目や性格、得意なことや苦手なこと、さらには自分の好きなことや嫌いなことまで、全部ひっくるめて「これが自分だ」と認めることを指します。例えば、ある子が「私は、お絵描きが得意だけど、運動はあまり得意じゃない」と感じているとき、「私はお絵描きが上手だから大丈夫」と思えることが自己を受容できている状態です。自己受容感が高いと、他の人にどう思われるかをあまり気にせず、自分らしく生きることができます。一方で自己受容感が低く、自分をありのままに受け入れられないと、他の人からの評価が気になります。とはいえ、自己受容感を高く持つのは簡単なことではありません。特に、容姿について悩んでいるときは、「もっとかっこよくなりたい」とか「かわいくなりたい」と感じることがありますよね。特に、みんながきれいに見えたり、かっこよく見えたりする写真をＳＮＳで見たりすると、つい自分と比べてしまうかもしれません。その時に、自分がどう見えるかを気にしすぎてしまったり、自信をなくしてしまったりすることがあります。この気持ちは「承認欲求」と関係しています。

容姿と心理学～承認欲求とは？

「承認欲求」とは他の人に認めてもらいたい、褒めてもらいたいという気持ちのことを指しています。人から肯定的な評価を得たいというこの気持ちは、「賞賛獲得欲求」といいます。この気持ちは、私たちの日常生活の中で誰もが持っている、自然で普通の感情です。例えば、友達や家族から「かわいいね」とか「かっこいいね」と言われると、とても嬉しくなりますよね。これは、自分の容姿や性格が他の人にとって魅力的だと感じてもらえたからなのです。嬉しい言葉をもらえると、自分に自信が持てるようになり、もっと笑顔になれます。

また、人から嫌われたくない気持ちもありますよね。これを「拒否回避欲求」といいます。具体的には人からの否定的な評価を避けたいという気持ちです。この気持ちがあると、人から嫌われないために「もっとかっこよくなりたい」とか「もっとかわいくならなきゃ」と思い続けてしまうことがあります。

人から肯定的な評価を得たい、または否定的な評価を避けたいという気持ちは、さまざまな心理的な特性と深く関係しています。中でも、否定的な評価を避けたいという感情は「対人不安」と密接に関連しています。対人不安とは、他者との関わりの中で恥をかいたり、悪く思われることを恐れ、過度に緊張したり、相手の反応を過剰に気にしてしまう状態のことです。

特に、思春期や青年期は、まだ自分に対する確かな自信が育まれていない時期ですので、余計に他人からの評価に過剰に反応し、対人不安が強くなります。そのため、思春期や青年期には、本人だけでなく、その周囲の人々も対人不安について理解しておくことが重要です。

容姿と心理学～醜形恐怖と心理特性

自分をありのままに受け入れる力である「自己受容感」と、容姿のこだわりである「醜形恐怖心性」がどのように関係しているかを調べた研究があります。この研究では、自己受容感が「拒否回避欲求」と「賞賛獲得欲求」を通して醜形恐怖心性に影響を与えているかどうかを調べました（図29）。

醜形恐怖心性には2つの側面があります（図30）。

それは、「容姿に対する評価懸念」と「容姿に対する関心集中」です。**容姿に対する評価懸念**とは、「人から褒められたいから容姿に気を使う」や「人に嫌われたくないから容姿に気を使う」といった考えが含まれるものです。一方、**容姿に対する関心集中**は、「自分の容姿を理想に近づける」や「自分の容姿についてずっと考えている」といった考えが含まれます。自己受容感と拒否回避欲求は、これら2つの側面のどちらにも影響が見られました。つまり、**自分を受け入れられないと、「他人から悪い評価を受けたくない」という気持ちが強くなり、容姿のこだわりにつながる**ことがあるようです。

すなわち、自分を受け入れることができれば、他人からの評価を気にならなくなり、それによって見た目にこだわらなくてもよくなるということです。この結果は、現代において多くの若者が感じている「見た目への不安」の一因を解決するのに役立つのではないでしょうか。

図29　自己受容感が拒否回避欲求や醜形恐怖心性におよぼす影響

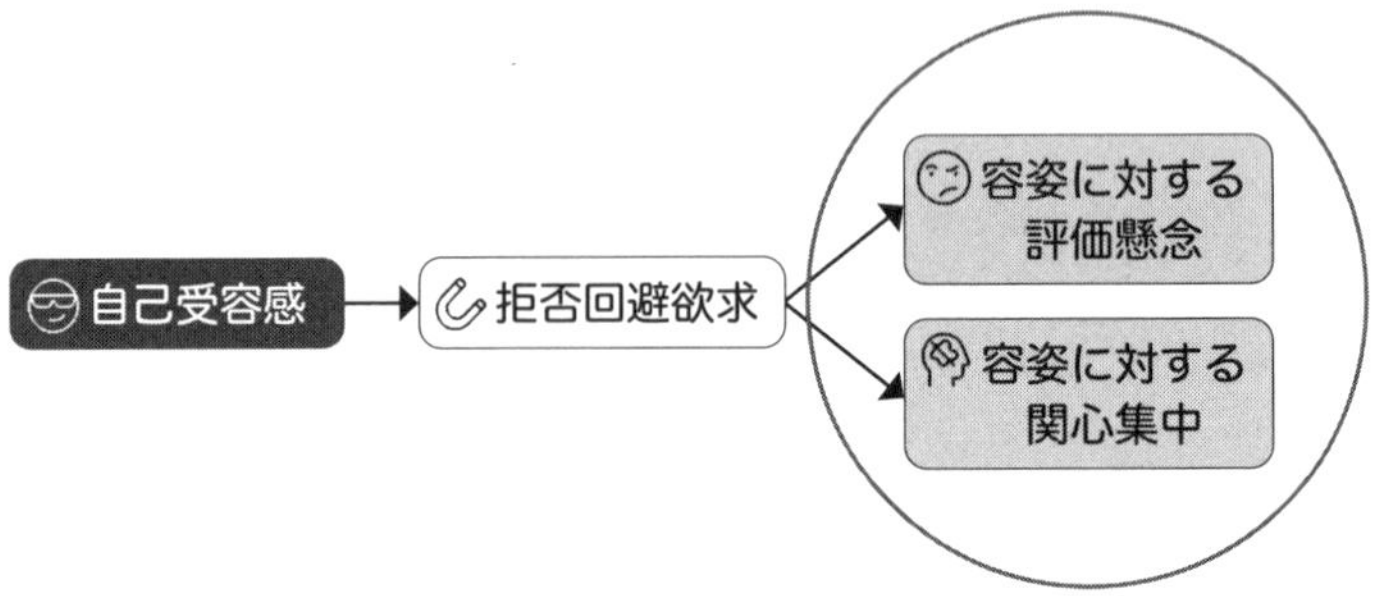

自己受容感が低いと、他者からの否定的な評価を回避したい「拒否回避欲求」が強くなり、それが見た目への不安やこだわりである「醜形恐怖心性」の「容姿に対する評価懸念」や「容姿に対する関心集中」に影響していることが確認されました。

図 30　2 つの醜形恐怖心性

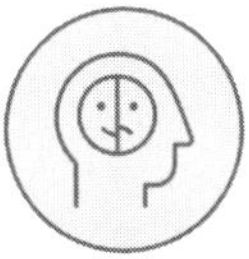

容姿に対する評価懸念

人から自分の容姿をどのように
評価されているかが気になる

例）「人から褒められたいから容姿に気を使う」「人に嫌われたくないから容姿に気を使う」

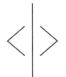

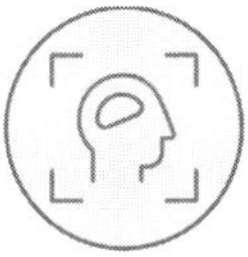

容姿に対する関心集中

人から何を言われても自分が
容姿に満足していればそれで良い

例）「自分の容姿を理想に近づける」「自分の容姿についてずっと考えている」

040

自分の容姿を好きになるには

容姿について悩むことは、誰にでもあります。自分の見た目について気にしたり、他の人と比べてしまったりすることは、とても自然なことです。でも、その悩みを少しずつ解消して、自分の容姿を受け入れていくためには、先述のように自己受容感を高めていく必要があります。自己受容感の高め方はⅣ章で詳しく述べることにして、ここではほかの方法について見ていきましょう。

まずは、自分の良いところを見つけることがとても大切です。自分の容姿には必ず良いところがたくさんあります。例えば、あなたの笑顔が素敵だったり、目の色がきれいだったり、服のセンスが良かったりすることです。もしかしたら、自分では気づいていない良いところもあるかもしれません。だから、小さなことでも、自分の好きなところを見つける努力をしてみましょう。毎日、自分の良いところをひとつでも見つけて書き出してみると、少しずつ自分のことを好きになれるかもしれません。

次に、他の人の容姿も尊重することが大切です。世の中にはいろいろな人がいて、それぞれに個性があります。だから、他の人の見た目を「素敵だな」と思うことができると、自分の個性も大事にすることができるようになります。例えば、友達の髪型や服装が素敵だと思ったら、「その髪型、いいね！」と褒めてみてください。他の人の良いところを見つけて、素直にその感想を伝えることで、あなた自身も周りの人たちの素晴らしさを感じることができ、自分の容姿を受け入れる助けにもなるのです。誰にでも良いところがあると知ることで、容姿の多様性を理解し、自分の容姿も受け入れやすくなります。

さらに、自分の気持ちを大事にすることも忘れないでください。容姿に関することで悩んでいるときは、無理に自分を変えようとするのではなく、自分がどう感じているかをしっかりと考えることが大事です。例えば、「どうして私はこの部分が気になるんだろう？」と自分に問いかけてみたり、「これを変えたいと思っているのは本当に自分の意見なのか、他の人の意見なのか？」と考えてみたりすることが、自分を理解する手助けになります。

また、自分を大切にするために、時には友達や家族に自分の気持ちを話してみることも良い方法です。「最近、自分の見た目について悩んでいるんだ」と話すことで、相手もあなたの気持ちを理解してくれたり、共感してくれたりすることがあります。そうすることで、不安が少し軽くなったり、自分のことを受け入れる勇気がもらえたりするかもしれません。

これらの方法を試してみることで、自分の容姿についての悩みを少しずつ解消し、自分をもっと好きになれるかもしれません。自分の良いところを見つけ、他の人の個性も大切にし、自分の気持ちを大事にすることで、少しずつ自分の容姿を受け入れていくことができるのです。自分を大切にしながら、毎日を楽しく過ごしてほしいと思います。

Ⅱ章

わたし容姿が気になるのはなぜ？

前の章のように容姿といっても顔の形や髪の色、体型や服のスタイルなどさまざまです。みんな、それぞれ違った見た目を持っています。では、そもそもなぜ容姿が気になるのでしょうか？またいつから何がきっかけで容姿を気にするようになるのでしょうか？

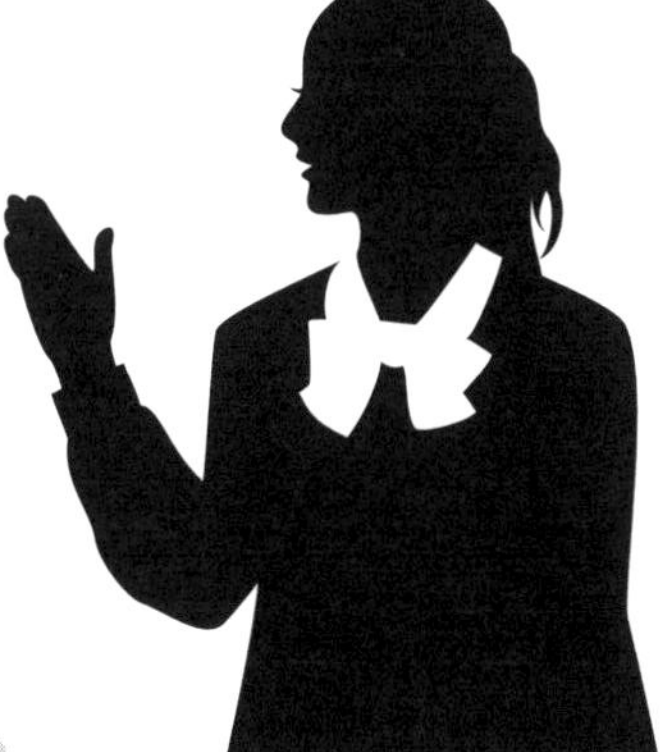

041

どうして容姿が気になる？

～直接的な経験がきっかけの場合

図31
「容姿のことで嫌な経験をしたことはありますか？」（大学生）

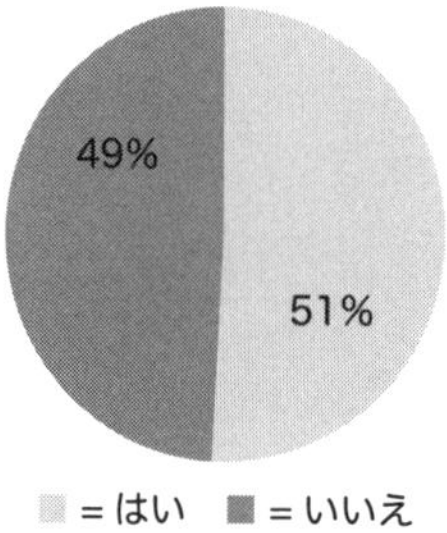

大学生の51.4％が「容姿のことで嫌な経験をしたことがある」と答えました。

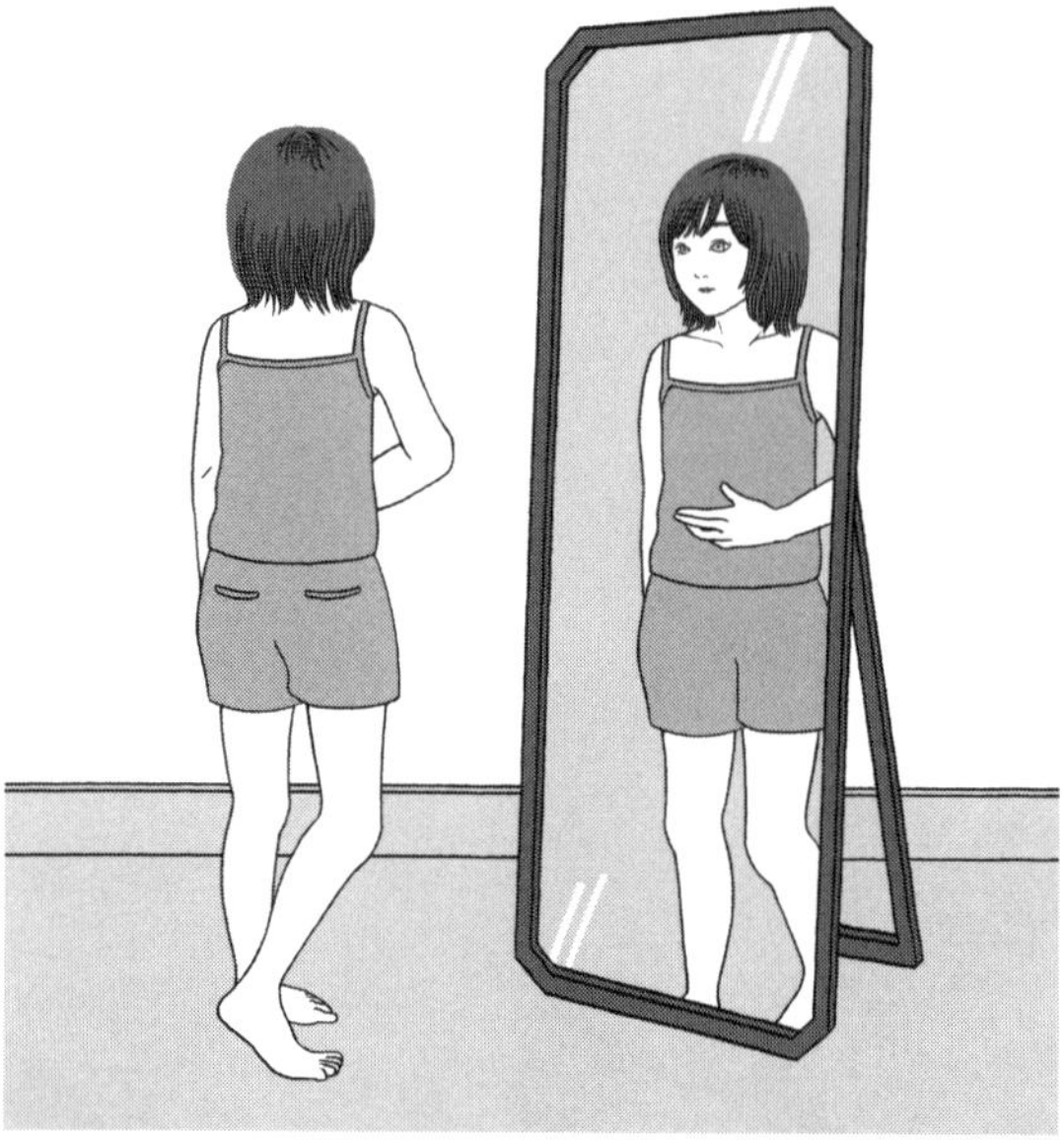

■大学生は？

容姿への指摘やいじりの経験は、小学生や中学生の時の体験が影響していることがわかっています。それらの過去の経験が心に深く刻まれ、今でも尾を引き続けている人が多いようです。特に思春期は身体的な変化が顕著で、自分の体について敏感になる時期です。この時期に受けた外見に関する周囲の発言は、自己評価に強い影響を与える傾向があります。容姿について他人からネガティブな指摘を受けると、それがコンプレックスを強化する原因となりやすいのです。

図32「容姿のことで嫌な経験をしたことはありますか？」（大学生）

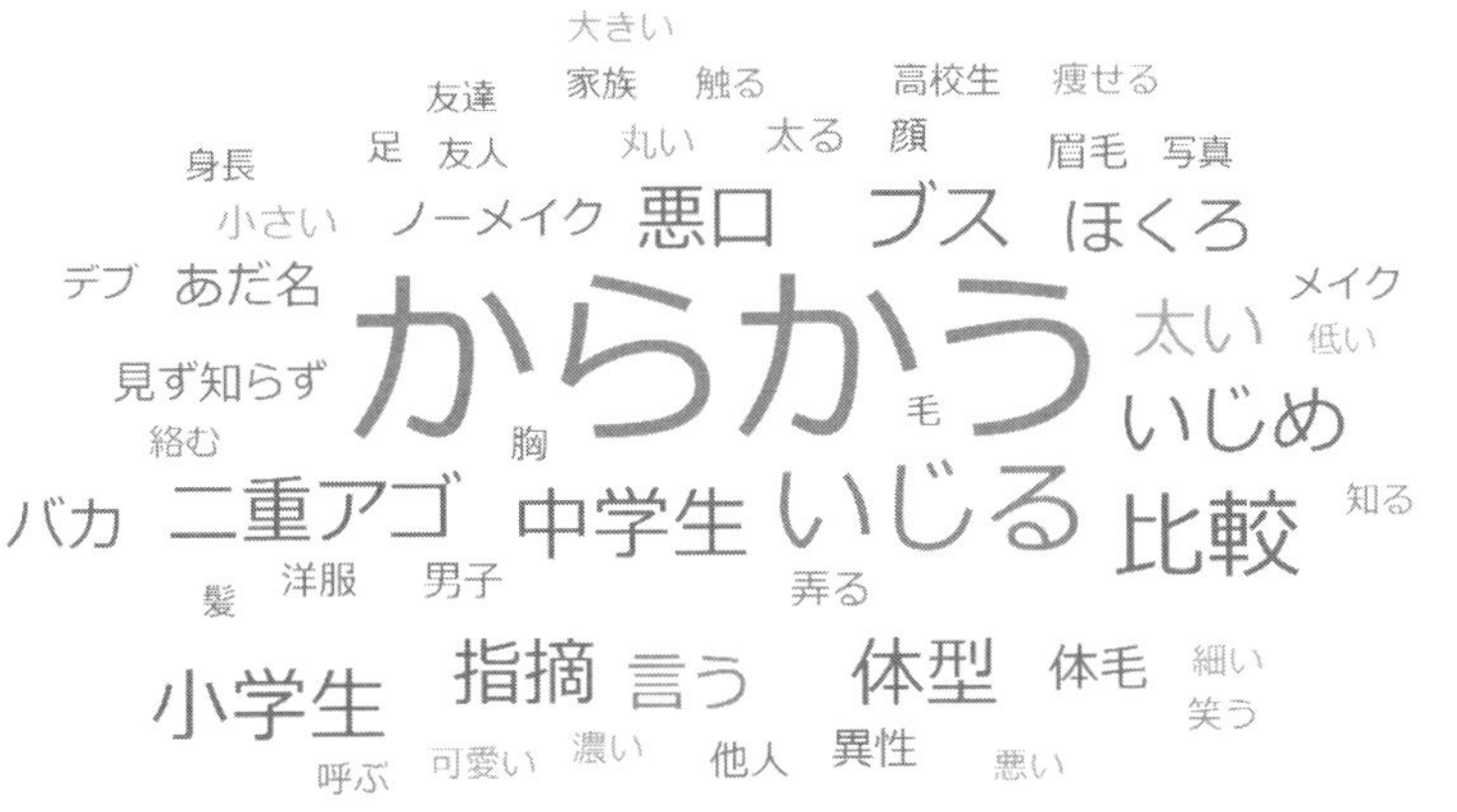
大きい
友達
家族
触る
高校生
痩せる
身長
足
友人
丸い
太る
顔
眉毛
写真
小さい
ノーメイク
悪口
ブス
ほくろ
デブ
あだ名
からかう
メイク
太い
低い
見ず知らず
毛
いじめ
絡む
胸
バカ
二重アゴ
中学生
いじる
比較
知る
髪
洋服
男子
弄る
小学生
指摘
言う
体型
体毛
細い
笑う
呼ぶ
可愛い
濃い
他人
異性
悪い

大学生になると、自己認識が成熟し、他者の評価に対する反応も変化しますが、それと同時に過去の嫌な経験が影響していることがわかります（図31〜33）。

　大学生になってからは、直接的ないじめや嫌がらせではないものの、友達と一緒にいる際に友達ばかりが褒められる経験などから、比較されていると感じ、容姿に関して嫌な

図33 「容姿のことで嫌な経験をしたことはありますか？」（大学生）

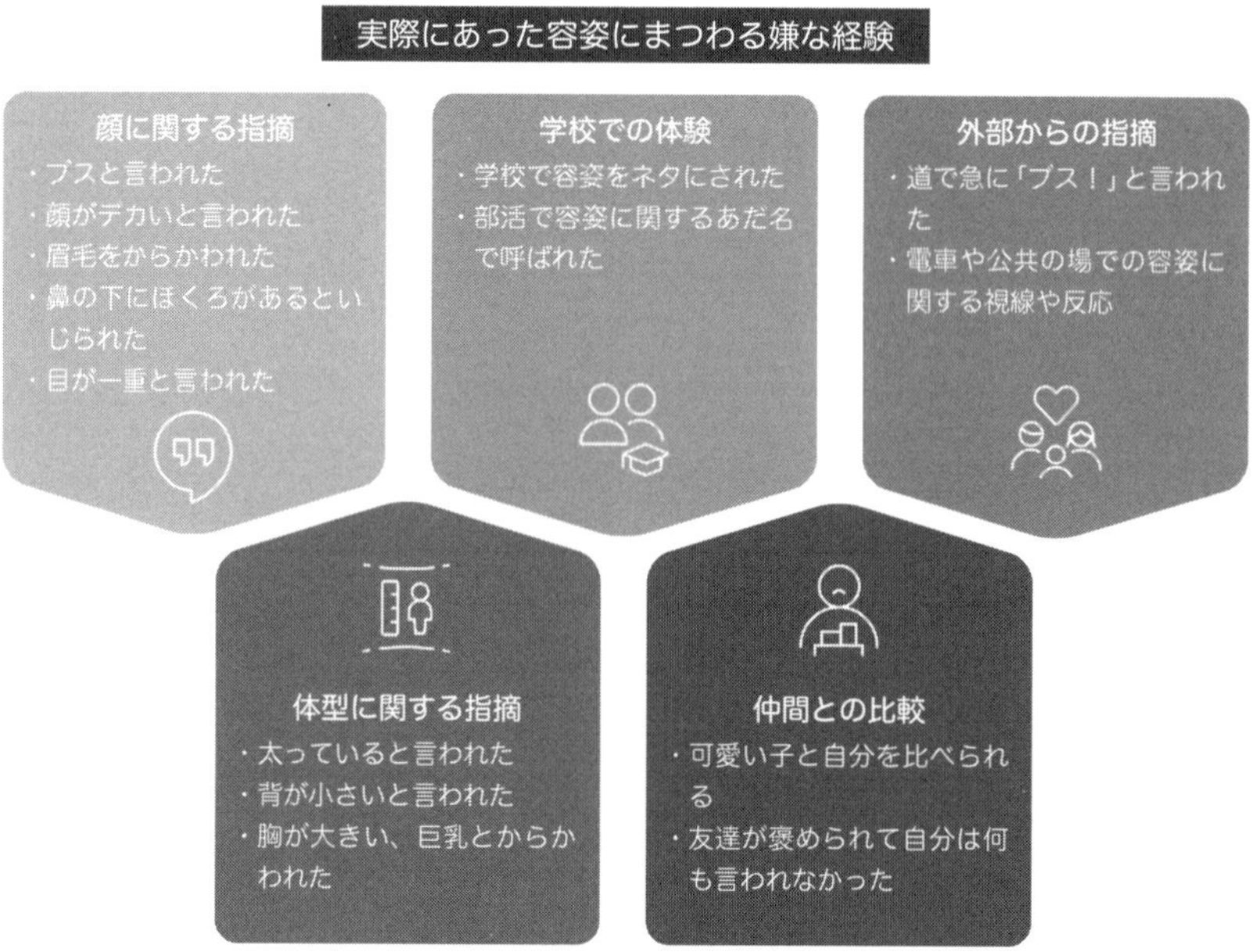

実際にあった容姿にまつわる嫌な経験
顔に関する指摘
・ブスと言われた
・顔がデカいと言われた
・眉毛をからかわれた
・鼻の下にほくろがあるといじられた
・目が一重と言われた
学校での体験
・学校で容姿をネタにされた
・部活で容姿に関するあだ名で呼ばれた
外部からの指摘
・道で急に「ブス！」と言われた
・電車や公共の場での容姿に関する視線や反応
体型に関する指摘
・太っていると言われた
・背が小さいと言われた
・胸が大きい、巨乳とからかわれた
仲間との比較
・可愛い子と自分を比べられる
・友達が褒められて自分は何も言われなかった

思いをしたと感じる人が多いようです。このような経験が自己評価に影響を及ぼす可能性も高いといえるでしょう。

■小学生は？

小学生の場合、容姿に関する嫌な経験について、過去の出来事ではなく、現在進行形での体験を訴えるケースが多く見られます（図34～36）。成長の途中で、容姿への自

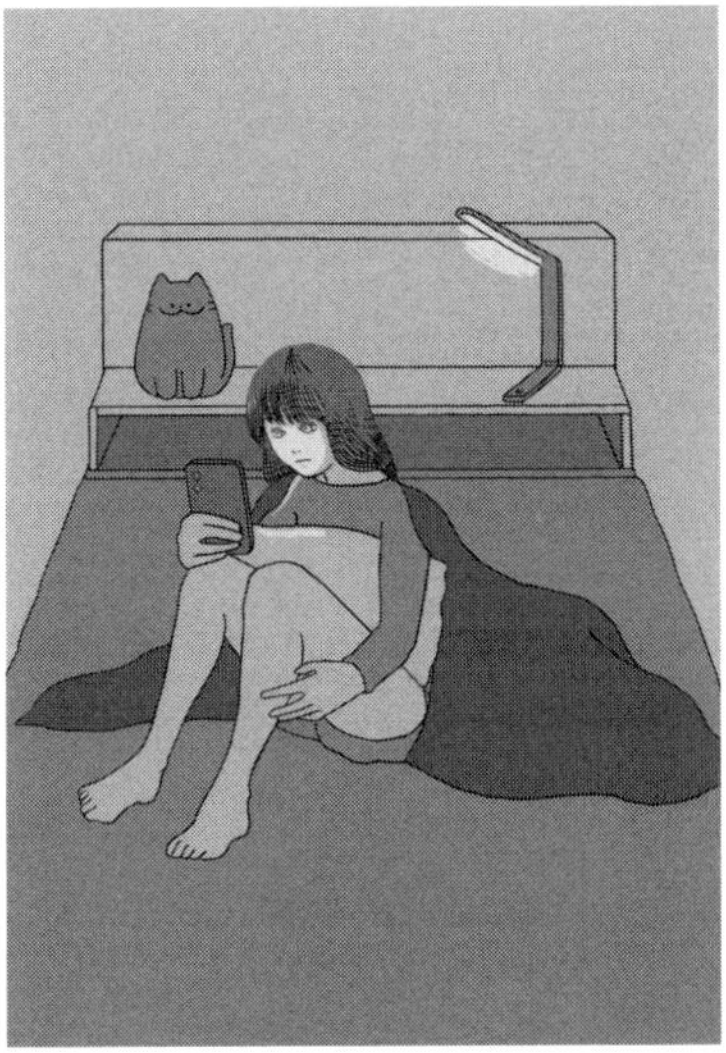

図34　「容姿のことで嫌な経験をしたことはありますか？」（小学生）

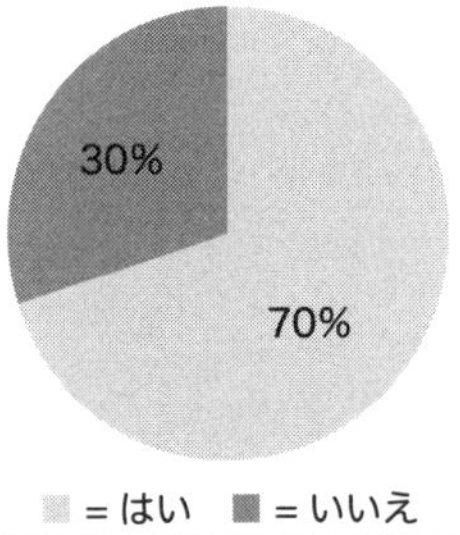

小学生の70%が「容姿のことで嫌な経験をしたことがある」と答えました。

信がまだ十分に育っていない段階では、学校内での容姿に関する指摘やいじりが心に大きな影響を与えます。大学生と比べてからかわれた体験の割合が多い理由として、現在進行形で嫌な経験をしていることが挙げられると考えられます。

子ども達が容姿についてからかわれたり指摘されたりした経験を通して、外見に敏感になり、容姿を気にするようになることは少なくありません。特に小学生は、成長の過程で身体的特徴や外見に関する指摘に影響を受

図 35 「容姿のことで嫌な経験をしたことはありますか？」（小学生）

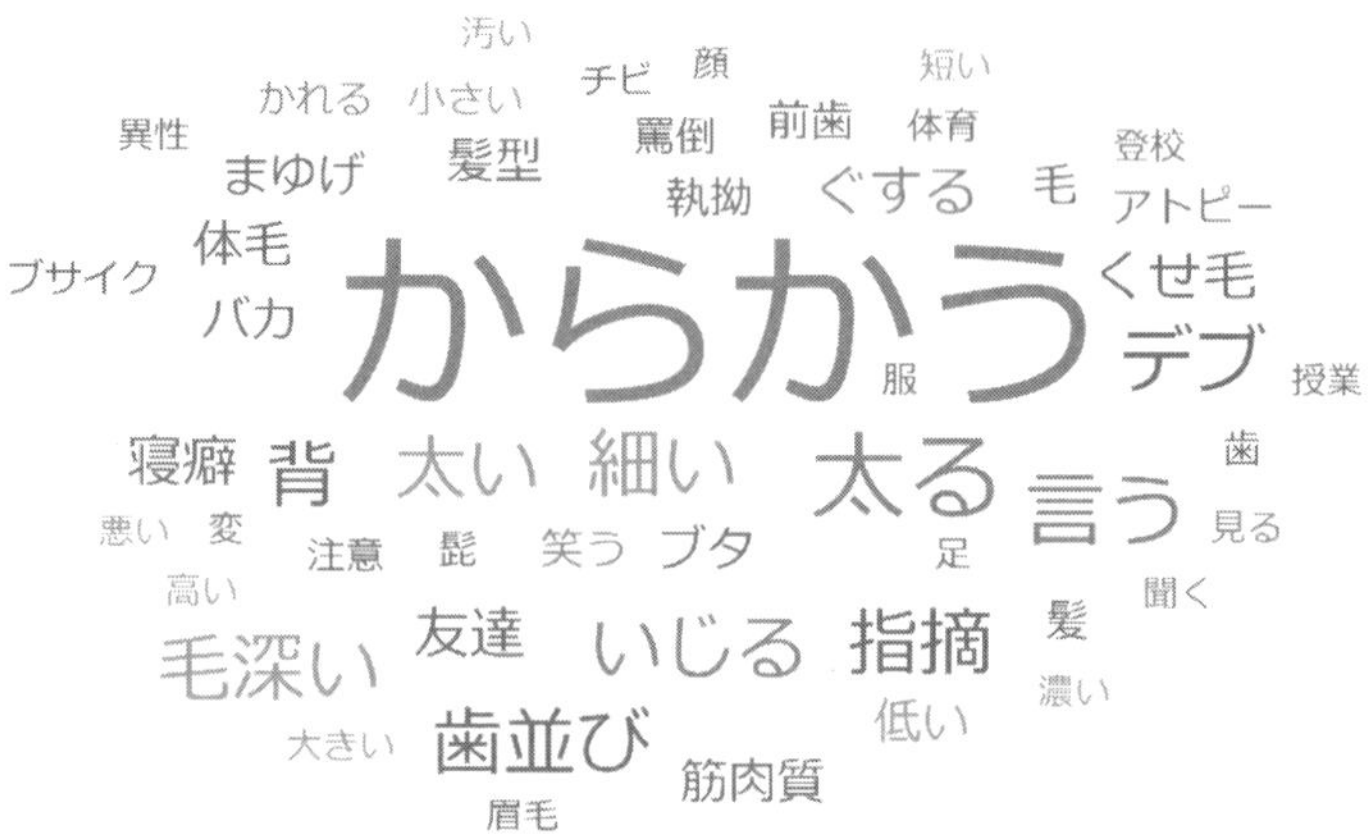

けやすく、自己意識が高まる時期でもあります。こうした外見に対する否定的な指摘は、自己評価に影響を与え、コンプレックスを強化する原因となります。容姿に関する批判は、自己のアイデンティティ形成に重大な影響を与え、特に外見に敏感な時期には大きなストレスを引き起こしがちです。

図36「容姿のことで嫌な経験をしたことはありますか？」（小学生）

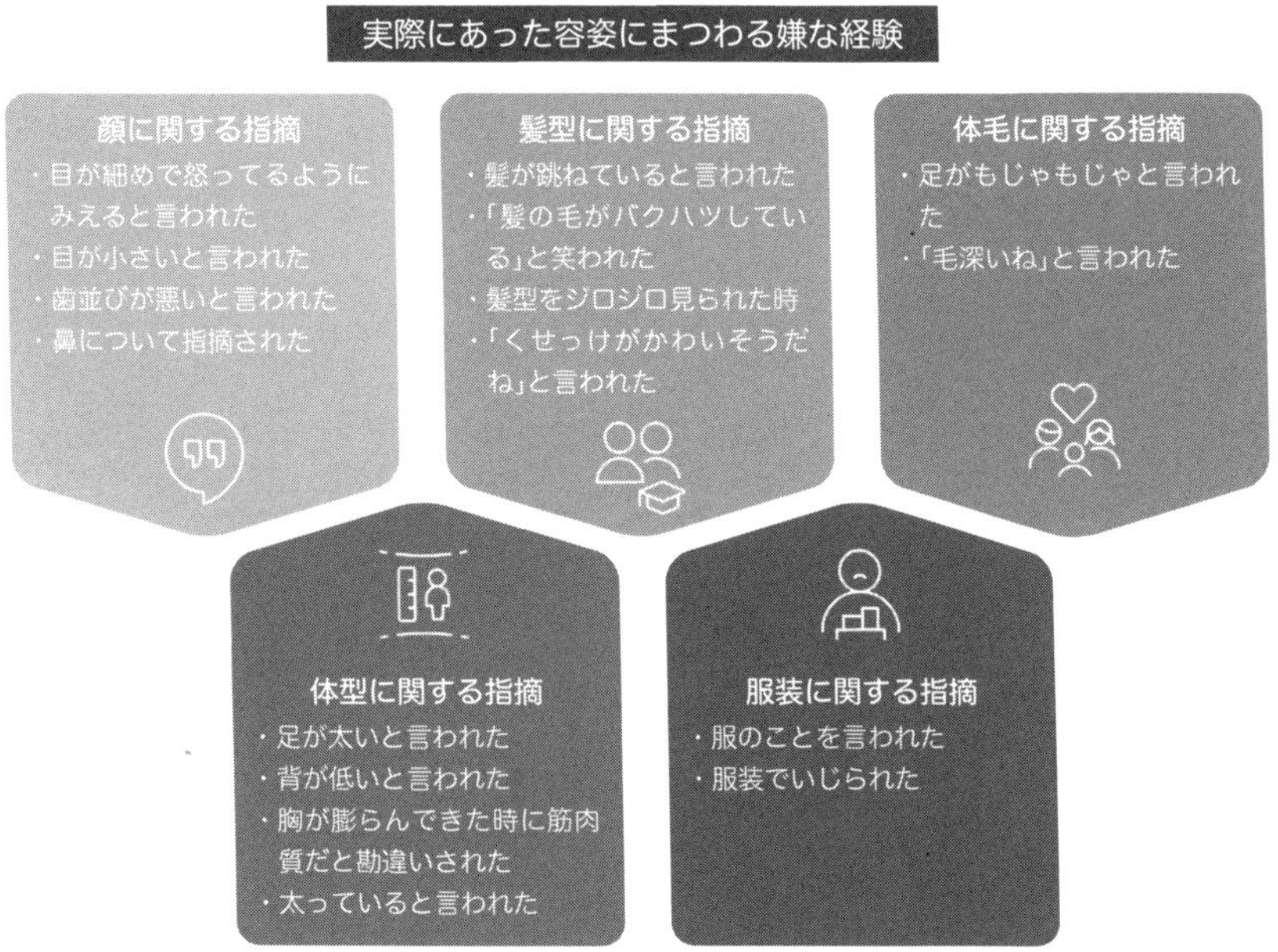
実際にあった容姿にまつわる嫌な経験
顔に関する指摘
・目が細めで怒ってるようにみえると言われた
・目が小さいと言われた
・歯並びが悪いと言われた
・鼻について指摘された
髪型に関する指摘
・髪が跳ねていると言われた
・「髪の毛がバクハツしている」と笑われた
・髪型をジロジロ見られた時
・「くせっけがかわいそうだね」と言われた
体毛に関する指摘
・足がもじゃもじゃと言われた
・「毛深いね」と言われた
体型に関する指摘
・足が太いと言われた
・背が低いと言われた
・胸が膨らんできた時に筋肉質だと勘違いされた
・太っていると言われた
服装に関する指摘
・服のことを言われた
・服装でいじられた

コラム

09

子どもをＳＮＳのリスクから守るには～日本～

日本ではＳＮＳの利用が進むにつれて、子どもたちが巻き込まれるトラブルが増加しています。オンラインゲームを通じて性的な画像を要求される被害や、ＳＮＳ上で悩み相談をした結果、監禁されるといった危険な事件が報告されています。ＳＮＳを利用する子どもの数は年々増加しており、２０１４年には１，４２１人だったのが、２０２３年には１，６６５人に達していることが明らかになっています。これらの事件は、ＳＮＳがきっかけで発生する犯罪が増えていることを浮き彫りにしており、子どもたちを守るための適切な対策が急務であることを示しています。

ただし、未成年者のＳＮＳ利用を制限することには世界的に賛否両論があります。特に、自閉症スペクトラム障害（ＡＳＤ）を持つ子どもたちにとって、ＳＮＳは他者とのつながりを築き、社会的スキルを向上させるための貴重なツールとなっています。また、引きこもりの子どもたちにとっても、外出が難しい状況下でオンライン上の交流を通じて社会的つながりを保つことが可能です。

そのため、一律にＳＮＳの利用を制限することは、これらの子どもたちの成長や社会的つながりを阻害する恐れがあるという懸念もあります。このような視点を考慮すると、未成年者のＳＮＳ利用制限については慎重な議論が必要であり、多様な状況に配慮した柔軟な対策が求められます。

コラム 10

子どもをＳＮＳのリスクから守るには～オーストラリア～

２０２４年11月、オーストラリア議会上院で、16歳未満の子どもがＳＮＳを利用することを禁止する法案が可決されました。この法案では、ＳＮＳ運営会社に対し、16歳未満の子どもがサービスを利用できないようにする措置を義務づけています。具体的には、年齢確認システムや利用制限の仕組みを確実に導入することが求められ、これに違反した場合には最大49億円という非常に高額な罰金が科されます。

対象となるＳＮＳには、インスタグラム、TikTok、スナップチャットなどが含まれますが、教育目的で利用されるYouTubeは除外される予定です。オーストラリア政府は、この法案を「世界的に見ても先進的」と位置づけており、他国への影響も期待しています。世論調査によると、約77％の国民が賛成していますが、年齢確認の方法や個人情報の取り扱いに関する課題は依然として残っています。

この法案が今後施行されることで、ＳＮＳ利用に対する規制が強化され、子どもたちを守るための新たな枠組みが整うことが期待されています。

042

どうして容姿が気になる？～間接的な経験がきっかけの場合（メディアの影響）

以前から、容姿にこだわる背景にメディアの存在があることは言われてきました。日々目にするテレビ、雑誌、広告などのメディアは、私たちの考えや感じ方に大きな影響を与えています（図37）。

■テレビがきっかけ？

テレビには、容姿が整った俳優やモデルが登場する場面が多く、視聴者に「美しい容姿の方が良い」という印象を与えます。この影響で、若者は自分も理想的な容姿を手に入れたいと感じることが増えます。特に、恋愛ドラマやバラエティ番組では、魅力的な見た目が話題になることが多く、視聴者に「美しい容姿が評価される」という価値観が刷り込まれがちです。若者は、テレビで頻繁に目にする「理想の容姿」を基準にして、自分もそうなりたいと感じやすくなります。また、こうした理想的な容姿が人間関係や仕事で好意的に扱われる様子を見ることで、「見た目が良いと他者から注目され、成功に結びつく」というイメージが形成され、若者たちの容姿へのこだわりが強まる要因となっています。

テレビ番組内のメイクアップやスタイリングの特集なども、視聴者に美の基準や流行を意識させる要因となります。こうした番組は美容に関心のある若者にとって参考になりつつも、「こう見えることが理想的」という価値観を強化し、自己改善のために容姿を変える

図37　容姿が気になる影響要因

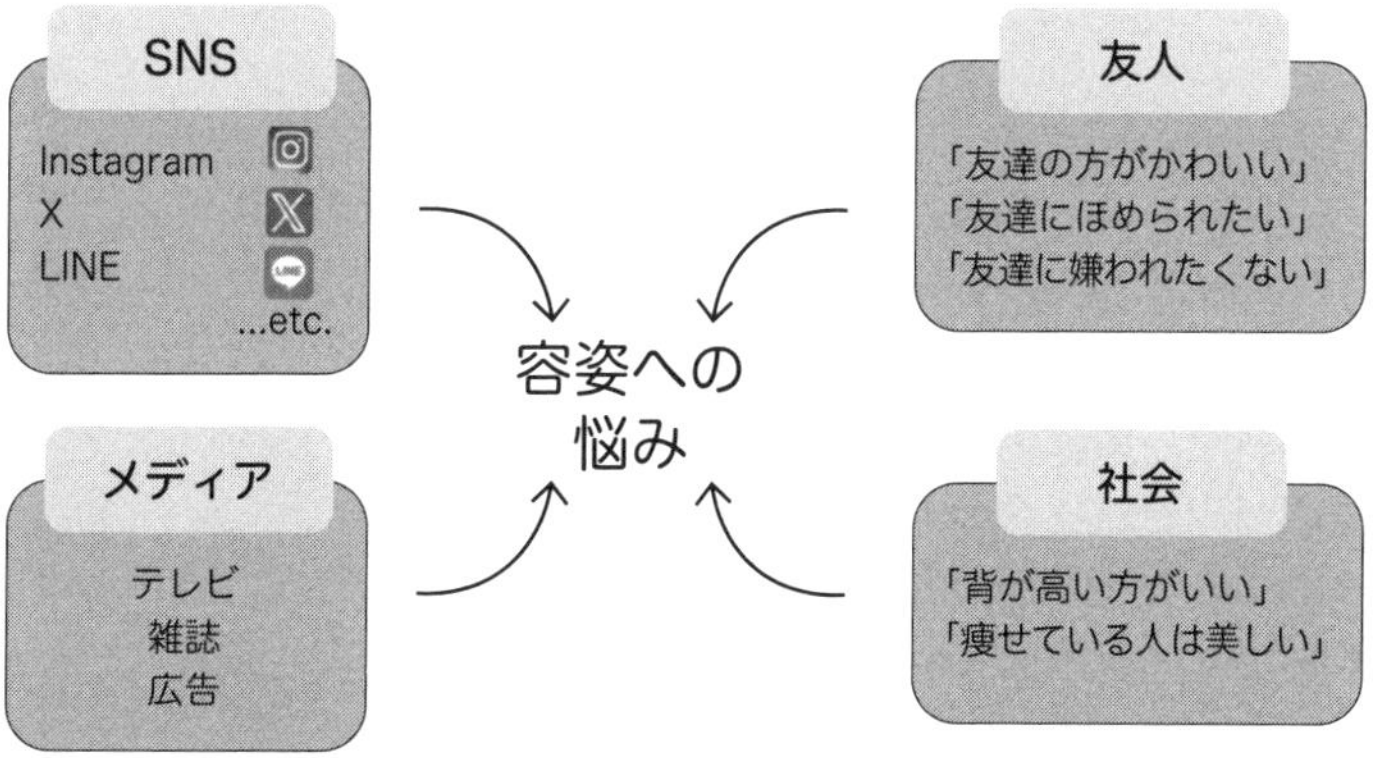

べきだと考えさせるきっかけになりやすいのです。

■雑誌がきっかけ？

雑誌はファッションやビューティーのトレンドを伝える重要なメディアであり、特に若者向けの雑誌は、理想的なスタイルやメイクアップ方法を紹介しています。雑誌の特集記事やファッションページには、スタイリッシュで整った容姿のモデルや有名人が掲載されており、こうした写真やインタビューを通じて「美しくあることが魅力的である」というメッセージが伝えられています。また、雑誌は流行の発信源としても影響力が大きいため、若者たちは最新のトレンドに合わせて自分を変えるべきだと考え、容姿へのこだわりを強める傾向に繋がります。

雑誌の美容特集では「完璧な肌を手に入れる」「スタイルを良くする方法」といったテーマが取り上げられ、読者はこうした情報から「自分をもっと磨かなければならない」と感じることが多いわけです。若者は雑誌で紹介される理想的な容姿を自分の基準とし、モデルのようなスタイルやメイクアップを真似ることで自分も美しくなりたいと感じるようになります。

■広告がきっかけ？

広告は、テレビや雑誌、街中、インターネットなどあらゆる場面で目にする機会が増えており、容姿へのこだわりに大きな影響を与えています。広告には、美しい容姿のモデルや俳優が登場し、商品とともに理想的なビジュアルが強調されています。若者は、広告に登場する人物のように見た目を整えることで「自分もこうなれる」と考え、商品を通して理想の容姿を手に入れたいと願うようになります。

特に美容系の広告は、若者の容姿へのこだわりを強める要因です。スキンケアやメイクアップ用品、ダイエット製品などが「美しくなるための必須アイテム」として紹介されることで、「美しさを追求すること」が価値のある行為」と認識されやすくなっています。また、インターネット広告やSNS広告は個別の趣向に合わせてターゲティングされるため、若者が見ているメディアに応じて自分に合った「美の基準」を絶えず提示され、理想の容姿へのプレッシャーが日常的に増幅される環境となっています。

数年前、あるクリニックが10代向けに二重術の広告を宣伝し、二重整形を勧めるような内容として物議を醸したことがありました。この広告では「二重のほうがカワイイ」という価値観が強調され、特に未成年に対して整形を促進する内容であるとして批判されました。こうした広告は、若者に「二重の方がかわいい」「理想の見た目に近づくためには整形も手段の一つ」といった価値観を植え付けやすく、未成年に対する影響が大きい点が懸念されています。

このように広告は、単に商品を売るだけでなく、「理想の美」に対する基準や価値観を示す役割も担い、若者にとって容姿に対するこだわりを強める一因となっています。

043 どうして容姿が気になる？
～SNSの影響

メディアが私たちの容姿に影響を与えることは昔から言われていたことですが、最近ではSNSの影響も指摘されています。

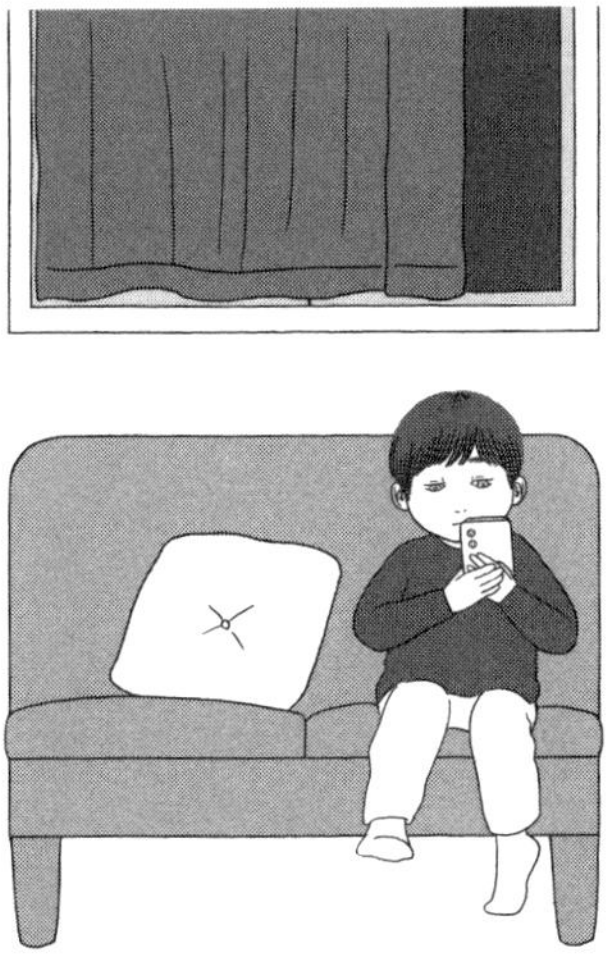

■自分と他人の比較（美のプレッシャー）

インフルエンサーや有名人、フォロワーの多いユーザーがフィルターや加工アプリを駆使し、美しく「完璧」に見える容姿をシェアすることで、こうした容姿が「普通」であるかのように感じられます。さらに、SNSでは「いいね」やフォロワー数といった評価が数値で可視化されるため、若者は他人と自分を「評価」という形で日々比較してしまいます。この評価の見える化によって、他人よりも多くの「いいね」やフォロワーを集めることで、容姿が優れていることが成功や人気の鍵とされるような価値観が浸透し、若者の間で「容姿の良さ」が自身の価値を示すものとみなされがちです。

また、日々他人と比較しながら承認を求めるあまり、評価が低ければ自分を否定的に捉えるようになり、容姿への不安やプレッシャーが一層強まります。SNS上で「いいね」が少ないと投稿を削除したり、人気ユーザーが多くの「いいね」を得ているのを見て劣等感を抱くといった行動は、他人との比較から生まれる承認欲求の現れです。このように、SNSによって形成される「美しさ」の基準が若者の間に広がり、それに適合しようとするプレッシャーが容姿へのこだわりを一層強めています。

■自分と自分の比較（理想の自分と現実の自分のギャップ）

SNSが発信する「美しさ」の基準は次々と変化し、若者たちは新しいトレンドや流行に影響を受けて容姿を変えようとするプレッシャーを感じています。流行のメイクやファッション、体型の理想が短期間で更新されるため、若者は理想の基準に追いつくために絶えず努力を強いられ、「理想の自分」と「現実の自分」のギャップに苦しむことが多くなっています。思春期や青年期は自己概念がまだ不安定なため、ＳＮＳで見かける「完璧な美しさ」を自分も目指さなくてはならないという強いプレッシャーを感じがちです。

さらに、ＳＮＳ上ではフィルターや加工アプリを使用して自分の写真を編集し、理想の自分像をつくり上げて公開することが可能です。しかし、加工された自分と現実の自分との差異を感じ、そのギャップに悩む若者が増えています。加工後の「美しい自分」が称賛される一方で、鏡に映る現実の姿に自信を失い、美容医療に関心を持つ若者も少なくありません。彼らは、加工した自分に近づきたいという思いから、「理想と現実のギャップ」を埋める手段として美容整形や施術に踏み切るのです。

このようなＳＮＳの美の基準に追いつこうとする努力が続くと、自分らしい「美」よりも「流行」に合わせた美しさが重視されるようになり、自己受容が難しくなる現状があります。若者は「理想の姿」を目指して容姿を変える努力を続ける一方で、自分に自信が持てなくなり、自分らしさを見失う傾向が見られます。この「理想と現実のギャップ」が深刻化すると、見た目に対する不安が強まり、さらに容姿へのこだわりがエスカレートしていく悪循環に陥ります。**ＳＮＳがもたらす「理想の自分」と「現実の自分」とのギャップが、容姿に関する自己評価に影響を与えることを理解することは、容姿への不安を和らげるための第一歩**です。

■誹謗中傷というＳＮＳの影響

ＳＮＳでは匿名で意見を述べることが可能なため、容姿に関する誹謗中傷が問題となっています。若者たちはこうした否定的な意見に触れることで、自分も批判の対象になるかもしれないという不安を抱え、さらに容姿に対するこだわりを強めてしまいます。たとえ自分に向けられたものでなくとも、他人の容姿に対する辛辣な言葉を目にすることで、「容姿が整っていないと否定される」という思い込みが強化され、見た目に対する意識が過剰に高まるのです。ＳＮＳでの誹謗中傷は、若者の自尊心を直接的に傷つけるだけでなく、自分の容姿への不安や劣等感を強める大きな要因となっています。

さらに、こうした誹謗中傷が日常化することで、若者は「美しくなければいけない」という強迫観念に囚われ、ますます外見に気を使うようになっています。

SNS上で美しく「完璧」に見える容姿を持つ人が称賛される一方で、他の人は厳しく評価されるという状況があるため、若者たちは他人からの評価を過剰に気にするようになり、「理想の美」を目指して自分を変えようとするプレッシャーにさらされています。匿名性が高く対面でない分、言葉が厳しくなりやすいSNS上での誹謗中傷は、若者に「容姿が批判されるリスク」を意識させ、結果的に容姿へのこだわりが強まる原因となっています。

コラム

11

未成年のＳＮＳ禁止

２０２４年11月、オーストラリア議会上院で、16歳未満の子どもがＳＮＳを利用することを禁止する法案が可決されました。この法案では、ＳＮＳ運営会社に対し、16歳未満の子どもがサービスを利用できないようにする措置を義務づけており、年齢確認システムや利用制限の仕組みを確実に導入することが求められるほか、これに違反した場合には最大49億円という非常に高額な罰金が科される内容となっています。対象となるＳＮＳにはインスタグラム、TikTok、スナップチャットなどが含まれますが、教育目的で利用されるYouTubeは除外される予定です。

この法案は今後施行される見込みで、世論調査によると約77％の国民が賛成している一方、年齢確認の具体的な方法や、個人情報をどのように扱うのかについては依然として課題が残っています。世界的にも、子どものＳＮＳ利用規制や有害コンテンツから守るための議論が進む中、オーストラリア政府はこの法案を「世界的に見ても先進的」と位置づけており、他国への影響も期待されています。

一方、日本でもＳＮＳの利用が進むにつれて、子どもたちが巻き込まれるトラブルが増加しています。たとえば、オンラインゲームを通じて性的な画像を要求される被害や、ＳＮＳ上で悩み相談をした結果、監禁されるといった危険な事件が報告されています。実際、ＳＮＳを利用する子どもの数は年々増加しており、２０１４年には１４２１人だったのが、２０２３年には１６６５人に達していることが明らかになっています。このように、ＳＮＳがきっかけで発生する犯罪は、ＳＮＳ利用に伴うリスクを浮き彫りにしており、子どもたちを守るための適切な対策が急務となっています。

ただし、未成年者のＳＮＳ利用を制限することには賛否両論があり、簡単には結論を出せない複雑な問題です。たとえば、自閉症スペクトラム障害（ＡＳＤ）を持つ子どもたちにとって、ＳＮＳは他者とのつながりを築き、社会的なスキルを向上させるための貴重なツールとなっています。その成長や社会参加を支える役割を果たすことから、ＳＮＳの利用が彼らにとって非常に有益であるという意見も根強くあります。

また、引きこもりの子どもたちにとっても、外出が難しい状況下でオンライン上の交流を通じて友人を作ったり、一緒に遊んだりすることが可能なＳＮＳは、社会的孤立を防ぐための重要な手段となっています。

そのため、こうした子どもたちに対してＳＮＳの利用を一律に制限することは、かえって彼らの成長や社会的なつながりを阻害する恐れがあるという懸念も指摘されています。このような視点を考慮すると、未成年者のＳＮＳ利用制限については慎重な議論が必要であり、単純な規制ではなく、多様な状況に配慮した柔軟な対策が求められるでしょう。

044

母親からのプレッシャーはむしろ害

子どもの容姿において、親との関係は重要です。特に母親や父親からの言葉や態度が、子どもの容姿への満足感や不満足感に大きな影響を与えることがあるのです。では、どのようにして親の言葉や態度が子どもに影響を与えるのでしょうか？

1章で容姿志向性についてご説明しました。容姿指向性とは、「自分の容姿にどのくらい関心を持ち、どのように評価しているか」でした。この容姿志向性には、家族や周りの人からの影響が大きく関係しています。

■母親の態度と発言が子どもの容姿志向性に与える影響

子どもが自分の見た目についてどう感じるかには、母親の態度や発言が大きく影響していますｍ。母親が子どもに対して容姿についてのネガティブな評価を頻繁に行うと、特に女の子は自分の見た目に不安を感じ、容姿に対する悩みを抱きやすくなる傾向があります。例えば、「もっとやせたほうがいい」「きれいにならなきゃだめよ」といった言葉は、子どもに「今の自分では足りない」「見た目を変えなければ認めてもらえない」といった感情を引き起こします。これにより、子どもは自分の見た目に対して否定的な感情を抱きやすくなり、自己評価が低下しがちです。

一方で、母親が容姿について厳しいことを言う場合でも、普段から温かく子どもに接している場合は、子どもがその評価をすべてネガティブに受け取らずにすむと言われています。たとえば、「あなたはそのままで十分素敵よ」「自分らしさが一番大事」といった肯定的な言葉をかけると、子どもは「今の自分のままでいいんだ」という安心感を持つことができ、見た目に対する過剰な不安を抱えずにすむ可能性が高まります。温かいサポートは、子どもの容姿肯定の傾向を高め、自分の容姿を受け入れる力を養う手助けとなります。

■母親の「温かさ」が欠けている場合の影響

一方で、母親が子どもの容姿に対してネガティブな評価をするだけでなく、日常的に温かさを欠いた態度で接していると、子どもは自分の見た目や体型について強い不満を持ちやすくなります。母親からの愛情や安心感が得られないと、子どもは「自分は母親から愛されていない」「見た目に問題があるから好かれていないのでは？」と考えてしまい、これが見た目に対する悩みを深める原因となります。

養育の温かさが欠けている母親や過干渉傾向の強い両親のもとで育つと、子どもが自分の体型に対して異常にこだわりすぎることにつながり、食事や体重管理に極端な制限を加えるようになることもあります。こういった場合、理想の体型や見た目を追い求めるあまりに、自分の健康を損なうことにつながっていきます。

例えば摂食症などの問題は、子どもの心と体に深刻な影響を及ぼします。摂食症とは、食べることや体型・体重に対する強い不安やこだわりから、普通に食事ができなくなる病です。**神経性やせ症**では、食べる量を極端に制限し、体重が危険なほど減りすぎてしまいます。**神経性過食症**では、大量に食べた後に吐いたり絶食したりして、体重が増えることを防ごうとします。もちろん、摂食症の原因が母親によるものとは限りません。発症にはさまざまな要因が複雑に絡み合っています。

このように、母親が容姿についてどのような態度や発言をするか、そして普段どれだけ温かく接しているかは、子どもの容姿に対する考え方や感じ方に大きな影響を与えます。**母親が愛情を持って温かく接することは、子どもの容姿に対する健全な考え方を育むための重要なカギ**となります

コラム 12

女性アナウンサーとルッキズム

テレビ業界は視覚的なメディアであるがゆえに、出演者の容姿が視聴率や番組のイメージに大きく影響を及ぼすと考えられてきました。特に女性アナウンサーに対しては、「情報を伝える」という本来の役割以上に「見た目の良さ」が求められる傾向が強く、ルッキズムが深く根付いている業界のひとつといえます。

本来、女性アナウンサーはニュースを正確に伝える専門職であるはずですが、実際には「華やかさ」や「可愛らしさ」といった要素が重視されがちです。例えば、報道番組においても、女性アナウンサーは男性アナウンサーに比べて若年層が多く起用され、一定の年齢を超えると出演機会が減少する傾向が指摘されています。一方で、男性アナウンサーには「落ち着き」や「知性」といった資質が求められ、年齢を重ねてもキャリアを維持しやすい状況にあります。

さらに、女性アナウンサーは「好きな女子アナランキング」といった企画の対象となることが多く、視聴者やメディアからも「美しさ」を求められる風潮が根強く残っています。その結果、実力や経験よりも外見が評価基準となり、容姿への過度な注目が彼女たちのキャリア形成に影響を及ぼしています。

この背景には、視聴率を重視するテレビ局の方針が少なからずあり、「見た目の良い女性が視聴者を惹きつける」という考えが定着しています。特にバラエティ番組や情報番組では「画面映え」が求められ、女性アナウンサーがタレント的に扱われることも少なくありません。その結果、容姿が評価基準となり、経験や能力を積んでもキャリアを継続しにくい状況が生まれています。

このように、女性アナウンサーが「見た目」で評価されることにより、たとえ実力や経験を積んだとしても、キャリアを継続することが難しくなる現状があります。特に一定の年齢を超えると出演機会が減少することで、長期的なキャリア形成が困難になるという課題が浮き彫りになっています。こうした状況を変えるためには、テレビ局側だけでなく視聴者側の意識改革も求められます。「美しい女性アナウンサー」を重視する価値観を見直し、「アナウンサーは情報を伝える仕事である」という本来の役割を再認識することが不可欠です。また、年齢に関係なく活躍できる仕組みを整えることで、女性アナウンサーが長期的にキャリアを築ける環境を整えるべきでしょう。

女性アナウンサーが「美しさ」ではなく「能力」で評価される時代を迎えることができれば、テレビ業界だけでなく、社会全体のルッキズムの解消にもつながるはずです。

045

父親の誉め言葉は最高の抑止力!?

■ポジティブなフィードバックはとても重要

父親が子どもに対して肯定的な言葉をかけることは、子どもの容姿志向性に大きな影響を与えます。たとえば、「君は本当にかっこいいね」「とてもかわいいよ」といった言葉は、子どもにとって大きな自信となります。このような言葉がけは、子どもが自分の容姿を肯定的に捉える力を育て、自己評価を高める助けとなります。父親からのポジティブな言葉は、単なる「ほめ言葉」以上に、「自分はそのままで大丈夫なんだ」という安心感を与える効果があります。

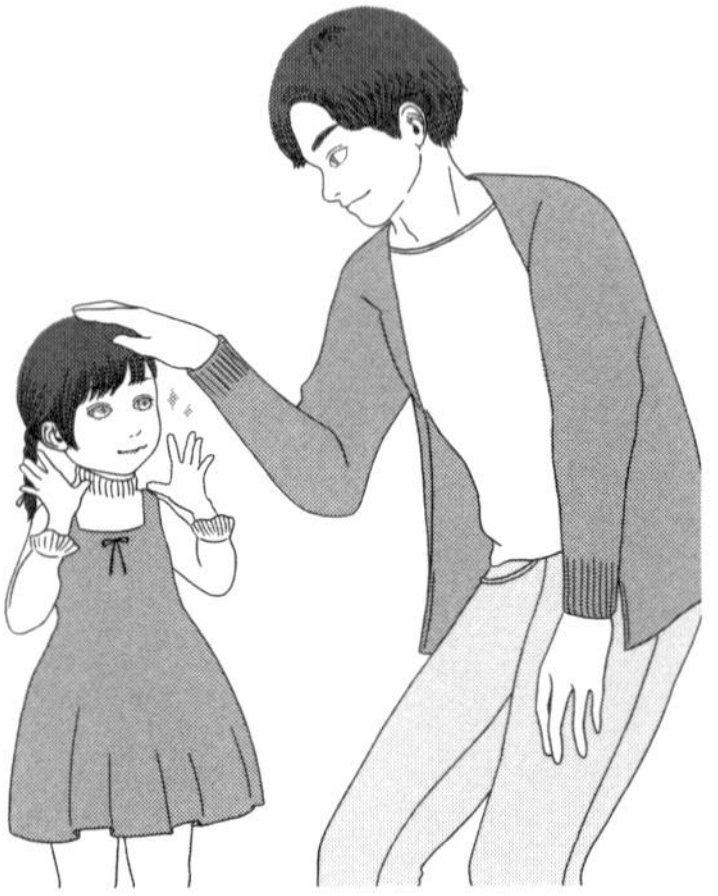

■過干渉な態度とポジティブな評価の関係

父親が過干渉な態度をとる場合でも、ポジティブな評価が加われば、子どもの容姿に対する悩みを軽減することができます。たとえば、父親が「新しい髪型に挑戦してみたらどう？」といったアドバイスをする場合、過干渉の側面がありながらも、肯定的な意図が含まれていることで、子どもは「自分を良くしようと応援してくれている」と感じることができます。このような態度は、特に男の子に効果的で、自分の容姿を肯定しつつ、他人の容姿にも目を向けるきっかけになります。

■他者意識の強化とそのバランス

父親からのアドバイスやポジティブな評価は、子どもの他者意識にも影響を与えます。たとえば、「君らしい魅力を大事にしよう」「他の人と違うところがいいんだよ」といった言葉は、他者との比較をする際に、より前向きな視点を持たせる助けとなります。一方で、「もっとこうしたら他の人に負けないよ」といった比較を前提とした言葉は、子どもの容姿志向性にプレッシャーを与える可能性があるため注意が必要です。

父親の言葉や態度は、子どもにとって特別な影響力を持っています。ポジティブな言葉がけは、子どもの自己肯定感を高め、容姿に対する悩みを軽減します。逆に、ネガティブな言葉や態度は、子どもの容姿に対する否定的な感情を助長する可能性があります。父親が子どもに寄り添い、ポジティブな言葉をかけることは、子どもの容姿志向性を健全に育てるために欠かせない要素といえます。

このように、容姿志向性は、「親からどのような評価を受けたか」「親がどれだけ温かく接してくれたか」によって大きく影響を受けます。特に、母親の温かい態度と父親からのポジティブな評価は、子どもが自分の見た目に自信を持ち、悩みを軽減する助けになります。一方で、ネガティブな評価や冷たい態度が続くと、子どもは自分の容姿に不満を抱きやすく、過剰に悩むことにつながります。このため、家庭での親の言葉や態度が、子どもの健全な容姿志向性を育む上でとても重要です。

Ⅲ章

わたし整形する!?

美容医療への関心が高まる現代において、美容医療を希望する人や実際に受けている人が増加しています。美容医療を試すきっかけにはさまざまな要因が影響しています。では、大学生や小学生は、どの部位に美容医療を施したいと考えているのでしょうか。また、その理由は何なのでしょうか。

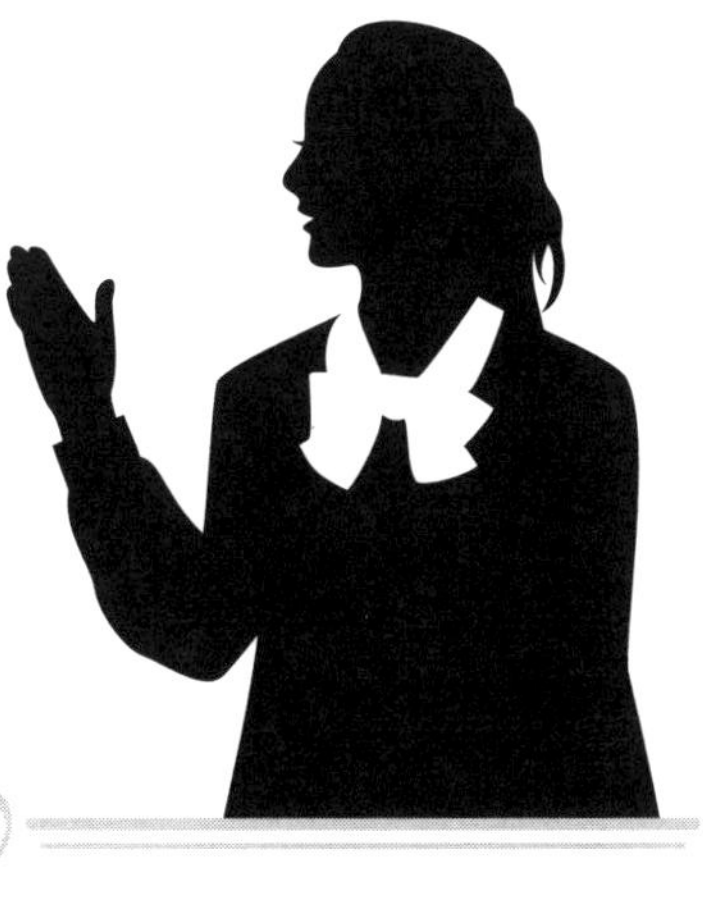

046

美容医療の施術は何がきっかけ？

美容医療を受けるきっかけは、個人の価値観や生活環境に加え、メディアや社会的な影響など、さまざまな要因が複雑に絡み合っています。以下に挙げる要因が、それぞれどのように美容医療への関心を高め、最終的に施術を受ける決断に至るのかを見ていきましょう。

まず、先述の通りメディアの影響は極めて大きく、美容医療への影響においても同様です。テレビ、雑誌、新聞といった伝統的なメディアでは、美容医療に関する特集や記事が頻繁に取り上げられ、これらが視聴者や読者の関心を引きます。特にテレビ番組では、専門家による解説や実際の施術シーンが紹介されることがあり、視覚的な影響が強く作用します。こうしたメディアを通じて、美容医療の効果や手軽さが強調されると、視聴者はそれに引き寄せられ、「自分も試してみよう」という気持ちが芽生えやすくなります。

次に、現代においてSNSやインターネットは美容医療に対する関心を高める重要な要素となっています。SNS上では、有名人やインフルエンサーが自らの美容医療体験を公開し、その影響力を発揮しています。フォロワーたちは、彼らの施術結果や変化を目にし、自分も試してみたいと考えることが少なくありません（本当は写真で加工しているだけかもしれません…!）。

また、インターネット広告や口コミサイトに掲載された実際の利用者の「やってよかった！」という体験談や詳細な施術情報も、消費者にとって魅力的な要素となります。これらの情報を通じて、施術内容や料金、治療実績を簡単に知ることができ、関心が高まります。

さらに、街中や電車内の広告も、日常的に目にすることで美容医療に魅了されるきっかけとなります。これらの広告は目に入りやすいですし、センセーショナルにアピールすることで、消費者の注意を引きます。

加えて、身近な人からの影響も無視できません。友人や家族、パートナーが実際に美容医療を受け、その効果を実感した場合、その体験談は他者にとって大きな影響力を持ちます。特に信頼できる人から勧められることで、安心感が生まれ、施術を受ける決断をしやすくなります。また最近では親が子どもに美容医療を受けることを提案するケースもあるようです。

このように、**美容医療を受ける背景には、メディアやSNSの影響や身近な人からの勧め、そして目にする広告など、さまざまな要因が複雑に絡み合っています。**

整形とは?

整形といっても「整形」のほかに「プチ整形」という言葉もあります。どちらも美容医療ですが、施術の内容や方法、影響の大きさに違いがあります。「整形」という言葉は、皮膚や骨、筋肉を切開して大きな変化を作り出すなど、外科的な手術を伴う場合に使われることが多いようです。

例えば、鼻を高くするためのプロテーゼ挿入や、顎や頬の骨の削り、フェイスリフトなどが含まれます。切開を伴うため、リスクも高くなる傾向にあります。傷が回復するまで数週間から数ヶ月かかることが一般的です。

一方で「プチ整形」という言葉は、切開を伴わないか、最小限に留めた施術の場合に使われることが多いようです。ヒアルロン酸やボトックスの注射、埋没法による二重形成など、体に負担をかけずに行える施術が多いのが特徴です。ダウンタイムが少なく、日常生活にすぐ戻りやすいことが利点ですが、施術後の効果が限定的なものもあります。

美容医療を受けたい理由として最も多く挙げられるのは、「コンプレックスを解消したい」というものです。容姿に対する悩みを改善することで、自分に自信を持ち、前向きな気持ちになりたいという願いが背景にあります。また、「自己満足」や「自己肯定感を高めたい」という、より自信を持つために美容医療を選ぶ人も少なくありません。

さらに、「なりたい自分に近づきたい」や「憧れの人に少しでも似た容姿を手に入れたい」といった理想を追い求める気持ちも、美容医療を選ぶ理由の一つです。これらの思いは特に若い世代で顕著に見られます。加えて、現代では美容医療が以前よりも身近で手軽なものとなり、短期間で目に見える変化を実感できることも、人々が美容医療に興味を持つ要因となっています。

　このように、最近では**美容医療に興味を持つ人が増えていますが、低年齢化しているる**こともわかっています。ここからは、大学生や小学生のデータをもとに、どの部位を整形したいと考えているのか、または実際に整形したのかについてお話しします。

コラム 13

「応援」と「期待」のはざまで…
――整形した推しへの言葉が生む影響

最近、整形をしたインフルエンサーについて、その人を応援しているはずの人たちが「整形しない方がよかった」「かわいくなくなった」「前の方がよかった」「前の〇〇はどこに行っちゃったの？」といったコメントをしているのを目にしました。整形は本人の自由であり、その顔で生きていくのも本人です。それにもかかわらず、応援しているはずの人たちがこのような言葉を投げかけることに、大きな驚きを感じました。

なぜ、人はこのような反応をするのでしょうか。おそらく、以前の姿のままのその人を好きで応援していたため、「変わってしまった」と感じ、喪失感を覚えるのでしょう。顔が変わることで、まるで性格まで変わってしまったかのように錯覚し、裏切られたような気持ちになるのかもしれません。しかし、顔が変わったからといって、人の本質まで変わるわけではありません。もしかすると、「自分たちに相談してから整形してほしかった」といった独占欲にも似た感情があるのかもしれません。たとえ友人であっても、整形をするのに他人の許可を得る必要はありません。それでも、応援しているからこそ、相手の変化に対して過剰に期待し、時には失望を感じてしまうのでしょう。

とはいえ、「裏切られた気持ちになった」としても、「整形しない方がよかった」と直接伝えることが許されるわけではありません。推しが有名人であろうと、応援する側が一般人であろうと、相手を傷つける発言が正当化されることはないのです。整形に対する賛否はさておき、「失敗だ」「前の方がよかった」といった言葉は、決して口にすべきではありません。そのような言葉は、本人の心を深く傷つけるだけでなく、周囲の人々にも影響を与えます。本来、健康的な範囲で容姿を気にしていた人が、必要以上に悩むようになってしまうかもしれません。それが積み重なれば、やがて容姿に対する過度な不安を生み出し、さらなる苦しみを招くことにもつながるのです。

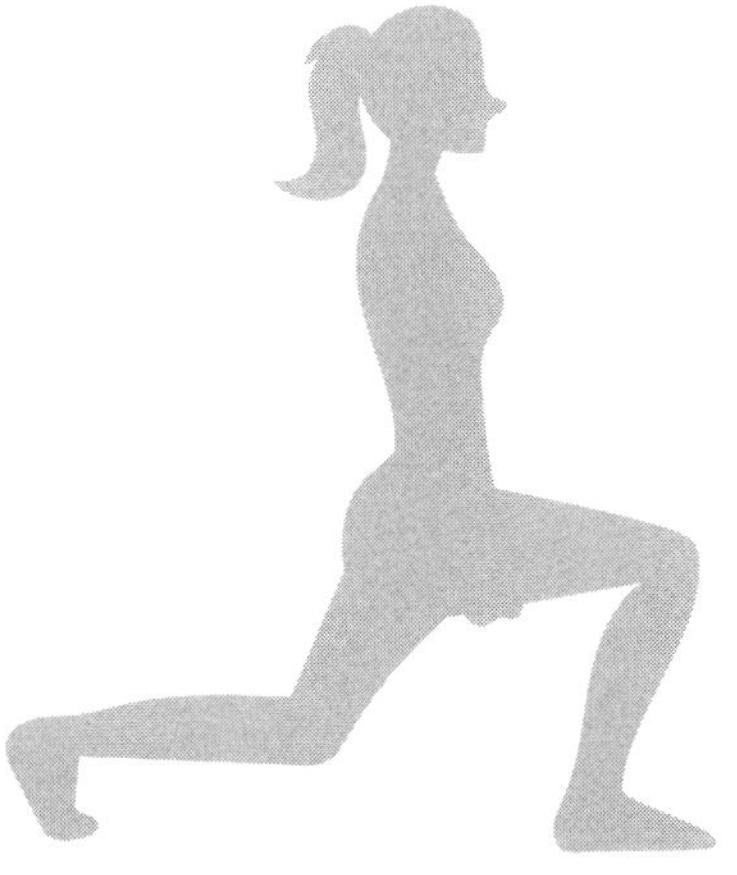

048

大学生が整形したい箇所は？

最近の調査では、大学生の多くが美容医療を利用したいと考えていることがわかりました（図38）。具体的にどの部分を整形したいと思っているか見ていきましょう（図39）。

■整形したい箇所は目

まずは、「目」に関する美容医療の希望が多く見られました。具体的には「埋没」や「二重」といった回答が見られ、二重にする手術を希望していることがわかりました。

目は顔の中でも特に目立つ部分であり、多くの人が「目を大きく見せたい」「ぱっちりとした目にしたい」と考える理由には、社会的な価値観が影響していると考えられます。特に、日本では二重まぶたが魅力的とされる風潮が強く、二重手術を希望する人が多いことが特徴です。また、この現象は海外からも注目されており、特に欧米では日本人の二重手術が話題に上るほどだそうです。このように海外からも注目されるほど、日本の美容医療の特徴として「二重手術の人気」が際立っているといえるでしょう。

二重手術には、「埋没法」と「切開法」という2つの主な方法があります。

埋没法

埋没法は、まぶたの裏側に糸を通して二重まぶたを作る方法です。埋没法は比較的簡単で手術時間も短く、元のまぶたに戻すことも可能です。

切開法

切開法は、まぶたを切開して二重まぶたを作る方法です。埋没法と比べて少し大がかり

図38　「美容医療はしてみたいですか？」（大学生）

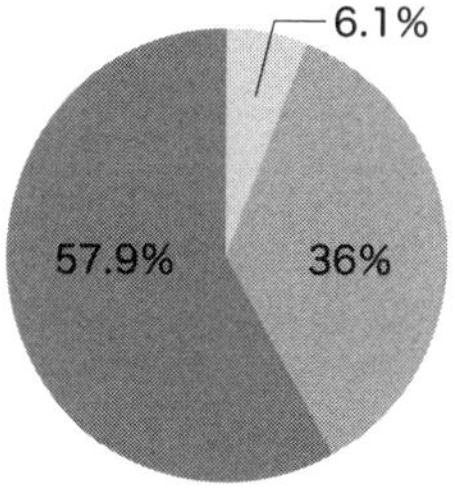

■＝したことがある　■＝してみたい　■＝してみたくもない

大学生257名のうち、6.1%が「美容医療をしたことがある」と回答し、36%が「美容医療をしたことがなく、してみたい」と答えました。一方で、57.9%が「美容医療をしたことがなく、してみたくもない」と回答しています。この結果から、約半数の大学生が美容医療に関心を持っていることがわかります。

です。

■**整形したいのは肌**

「肌」に関する美容医療を希望する声は非常に多く、具体的には「肌」「ダーマペン」「ヒアルロン酸」「ボトックス」「リジュラン」「ポテンツァ」「ニキビ跡」といった回答が挙げられました。これらの美容医療は、それぞれ異なる肌悩みに対応する方法として人気を集めているそうです。

「**ダーマペン**」は、特殊なペンのような器具を用いて肌に微細な穴

図 39 「具体的にどんな美容医療をしたいですか？」（大学生）

してみたい美容医療

肌治療
・ダーマペン
・ニキビ跡治療
・レーザー治療
・水光治療
・そばかす取り
・リジュラン
・ポテンツァ

二重整形
・埋没法
・目頭切開
・目尻切開
・逆さまつげの治療
・グラマラスライン
・眉下切開

鼻整形
・鼻を高くする
・鼻尖形成
・鼻中隔延長
・小鼻整形

脂肪除去
・脂肪吸引（顔や体）

脱毛
・レーザー

ヒアルロン酸注射
・涙袋

ほくろ除去
・ほくろ取り

顔の輪郭形成
・糸リフト
・骨切り
・輪郭矯正
・エラボトックス
・小顔治療
・ハイフ

を開ける治療法です。これにより、肌の質感を改善し、ニキビ跡を目立たなくする効果が期待されます。また、穴を通じて肌の奥深くまで栄養を届けることで、肌の再生を促進します。

「**ヒアルロン酸**」は、肌のハリや潤いを保つために利用される成分で、もともと体内にも存在しています。美容医療では「フィラー」として注入され、顔のしわやほうれい線の改善、さらには唇のボリュームアップなどに使用されます。

「**ボトックス**」は、筋肉の収縮を抑えるボツリヌス毒素を用いた治療で、額や目尻などのしわの改善に効果的です。表情筋の動きをコントロールすることでしわを目立たなくできるそうです。

「**リジュラン**」は、サーモン由来のポリヌクレオチドを使用した治療で、肌の再生や弾力性を高める効果が期待されています。この治療法は、肌に直接注射を行うことで修復を促進し、しわや肌の質感を改善するものです。特に韓国で人気の高い施術ですが、最近では日本でも注目されています。
「**ポテンツァ**」は、微細な針とラジオ波（高周波）を組み合わせた治療で、毛穴の引き締め、ニキビ跡の改善、肌のハリ向上を目的としています。針で肌に微細な傷をつけ、その再生力を活用するだけでなく、ラジオ波による熱でコラーゲン生成を促進します。ニキビ跡に悩む人々にとっては特に関心を引く治療法です。

また「**クマ**」に関する回答も多く見られ、大学生でもクマに悩む人が少なくないことがうかがえます。クマの解消には美容医療を行わなくとも、血行促進などで対応できるケースもありますが、それだけでは解決しない場合、美容医療に頼りたいと考える人が多いのかもしれません。それぞれの悩みには個人差があり、美容医療がその解決の一助となっていることがわかります。

肌は顔全体の中で大きな割合を占めており、それが肌に関する美容医療を希望する理由の一つになっているのかもしれません。1章で述べたように、肌に満足できないと自分の価値を感じにくくなることがわかっています。そのため、肌に対する不満を解消し、自信を持ちたいと考える人が多いのでしょう。肌の状態が良くなることで、見た目だけでなく気持ちも前向きになりたいという思いが、美容医療のニーズを高めているのかもしれません。

■「忘れ鼻」～理想の鼻を求める人が増えている

「鼻」に関する美容医療を希望する声が多く見られるのは、最近のトレンドや価値観の変化が影響しているようです。Ⅰ章でも述べたように、鼻に対してこだわりを持つ人が増えており、鼻先をツンと見せるメイクが流行っています。

それと関連して、SNSを中心に「**忘れ鼻**」という言葉が注目を集めています。「忘れ鼻」とは、鼻が主張しすぎず、他の顔のパーツとのバランスが取れて自然に見える、控えめで印象に残りに

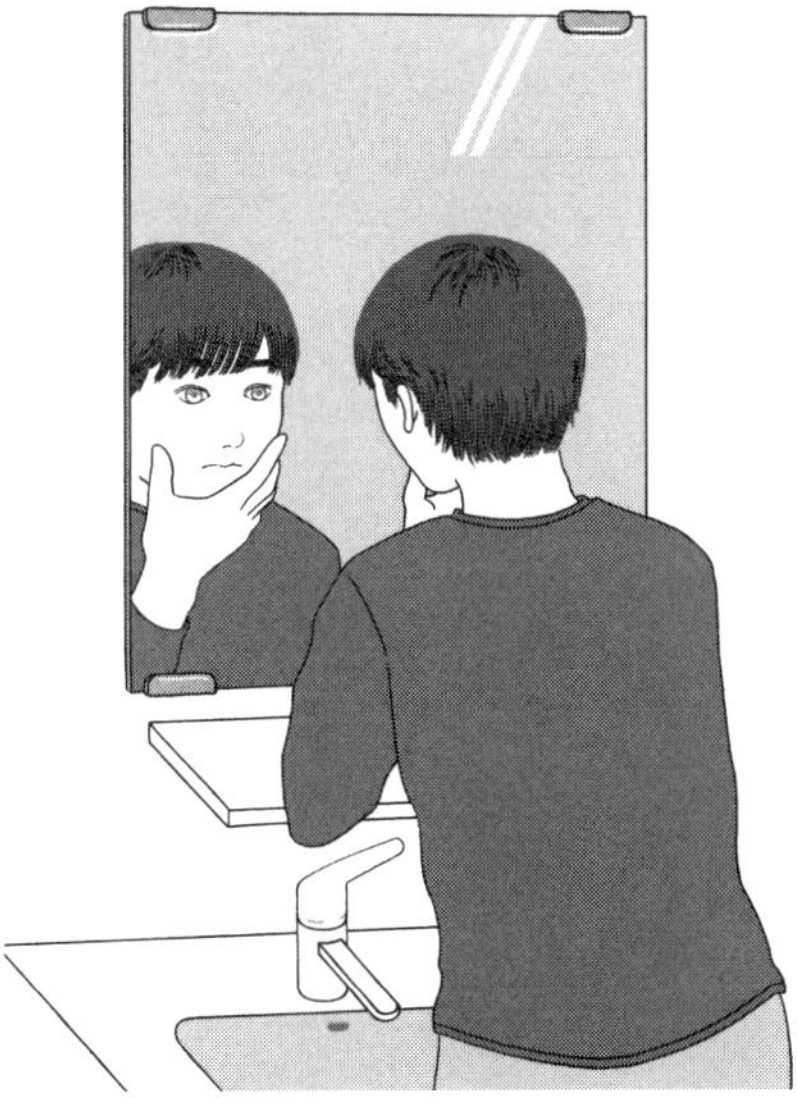

くい鼻を指します。具体的には、小鼻が目立たず、鼻先がシャープな形の鼻のことだそうです。このようなトレンドが広がる中で、より自分の鼻にコンプレックスを感じる人も増え、それを改善するために美容医療を検討するケースが増加していると考えられます。SNSやメディアの影響で美の基準が多様化する中、理想の鼻を求める動きが高まっているといえるでしょう。

■「小顔」〜整形したいのは輪郭

「輪郭」に関する美容医療を希望する声は多く、具体的には「エラボトックス」「ハイフ」「小顔」などの回答が見られました。

エラボトックスは、咬筋(噛む際に使う筋肉)が過剰に発達してエラが目立つのを防ぐための治療法です。顔の輪郭をシャープに見せたいと考える人々に支持されているようです。

ハイフ(高密度焦点式超音波)は、超音波を利用して顔の筋肉や皮膚を引き締める技術で、顔の輪郭をスッキリさせたり、老化によるたるみを予防したりする目的で使用されます。顔のラインを整えたいと考える人々にとって、非侵襲的なこの治療は手軽で効果的な選択肢として人気を集めています。

ただし、近年では日本国内で美容目的に使用されるハイフ機器が医療基準に適合していない場合のリスクが問題視されています。そのため、医師の管理下で安全に施術が行われるハイフを選ぶことが推奨されるなど、安全性への十分な配慮が求められています。

このように日本における小顔への関心が依然として高いことがわかります。これは、SNSやメディアで「小顔」が美の基準としてしばしば強調されていることに大きな影響を受けていると考えられます。

■脱毛をしたい

「脱毛」に関する希望も一定数見られます。若者が脱毛をする理由としては、他人からどう思われるかを気にする気持ちが影響しているようです。例えば、「毛深いと思われたくない」という気持ちが反映されています。アメリカでも、日本に比べてややポジティブではあるものの、「魅力的に見せたい」「他人と比較される中で自分を良く見せたい」といった他者を意識した気持ちが動機となっているそうです。

また、別の調査でも脱毛の背景に他者からの評価を意識していることが示されており、特に外見を気にする若者層で脱毛が広がっていることがわかっています。一方で、小学生に比べると大学生の脱毛ニーズはそれほど高くないようです。大学生ではすでに脱毛を終えているなど、必要性をあまり感じていない人が多いのかもしれません。

■脂肪吸引をしたい

「脂肪吸引」に関する回答も見られました。脂肪吸引は、運動や食事制限ではなかなか落としにくい部分の脂肪を取り除ける方法として注目されています。これによって、短期間で目に見える変化を得られるため、「努力して痩せる時間がない」と感じている人々にとって魅力的な選択肢となっています。一方で、この手法にはリスクや高額な費用も伴うため、慎重に考える必要があることも忘れてはいけません。

1章でも容姿についてどこが気になるかという質問に対して、「体型」と答える人が多いという結果が見られました。それと関連してかはわかりませんが「体型を美容医療によって変えたい」という希望が多い点も注目すべきポイントです。かつては体型を変える手段としてダイエットしかありませんでしたが、現代では美容医療がその選択肢に加わっています。脂肪吸引のようなリスクがある手術が大学生の間で広まりつつある現状には、不安を感じる一方で、社会の変化として興味深い側面もあるといえます。

このように大学生の希望する美容医療は多岐にわたっていました。

大学生になると、多くの人と出会い、情報の幅が広がることで、美容医療についての選択肢が増えるきっかけになることも考えられます。また、それまで興味があっても実現できなかったことが、大学生活を通じて可能になるのかもしれません。

049

小学生が整形したい箇所は？

小学生の中にも美容医療に興味を持っている人がいることがわかりました（図40）。小学生で？と思うかもしれませんが、これは最近の社会の動向を反映しているといえるでしょう。それでは、小学生がどのような美容医療に興味を持っているのか、部位ごとに詳しく見ていきます（図41）。

■脱毛したい小学生が多い

図40　「美容医療はしてみたいですか？」（小学生）

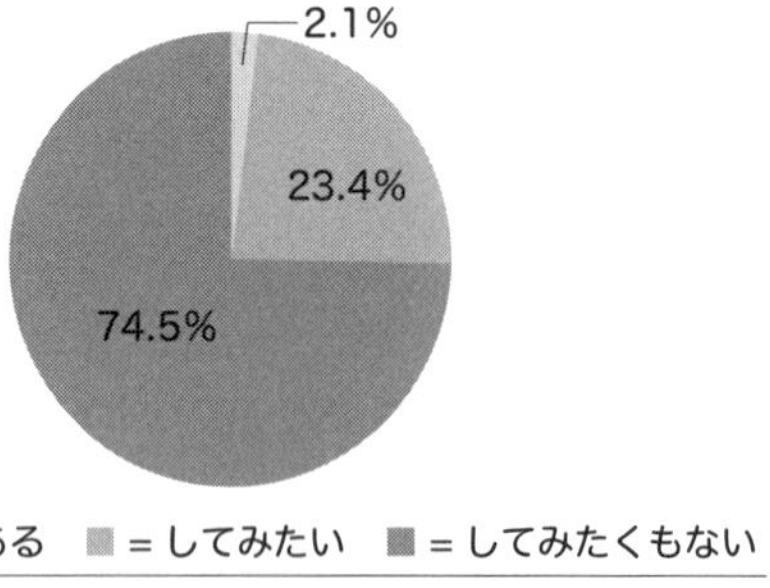

小学生519名のうち、2.1%が「美容医療をしたことがある」と回答し、23.4%が「美容医療をしたことがなく、してみたい」と答えました。一方で、74.5%が「美容医療をしたことがなく、してみたくもない」と回答しています。この結果から、大学生に比べると少ないものの、小学生のおよそ2～3割が美容医療に興味を持っていることがわかります。

まず、「脱毛」を希望する小学生が多いことがわかりました。このことから、多くの小学生が自分の「体毛」を気にしている様子が伺えます。第II章で触れたように、容姿にまつわる嫌な体験として「毛が濃いことを指摘された」というエピソードがありました。子どもは、相手が傷つくかどうかを考えて話すことが大人ほど得意ではないため、容姿を直接的に批判したり指摘したりすることがよくあります。そのため、体毛の濃さを

図41　「具体的にどんな美容医療をしたいですか？」（小学生）

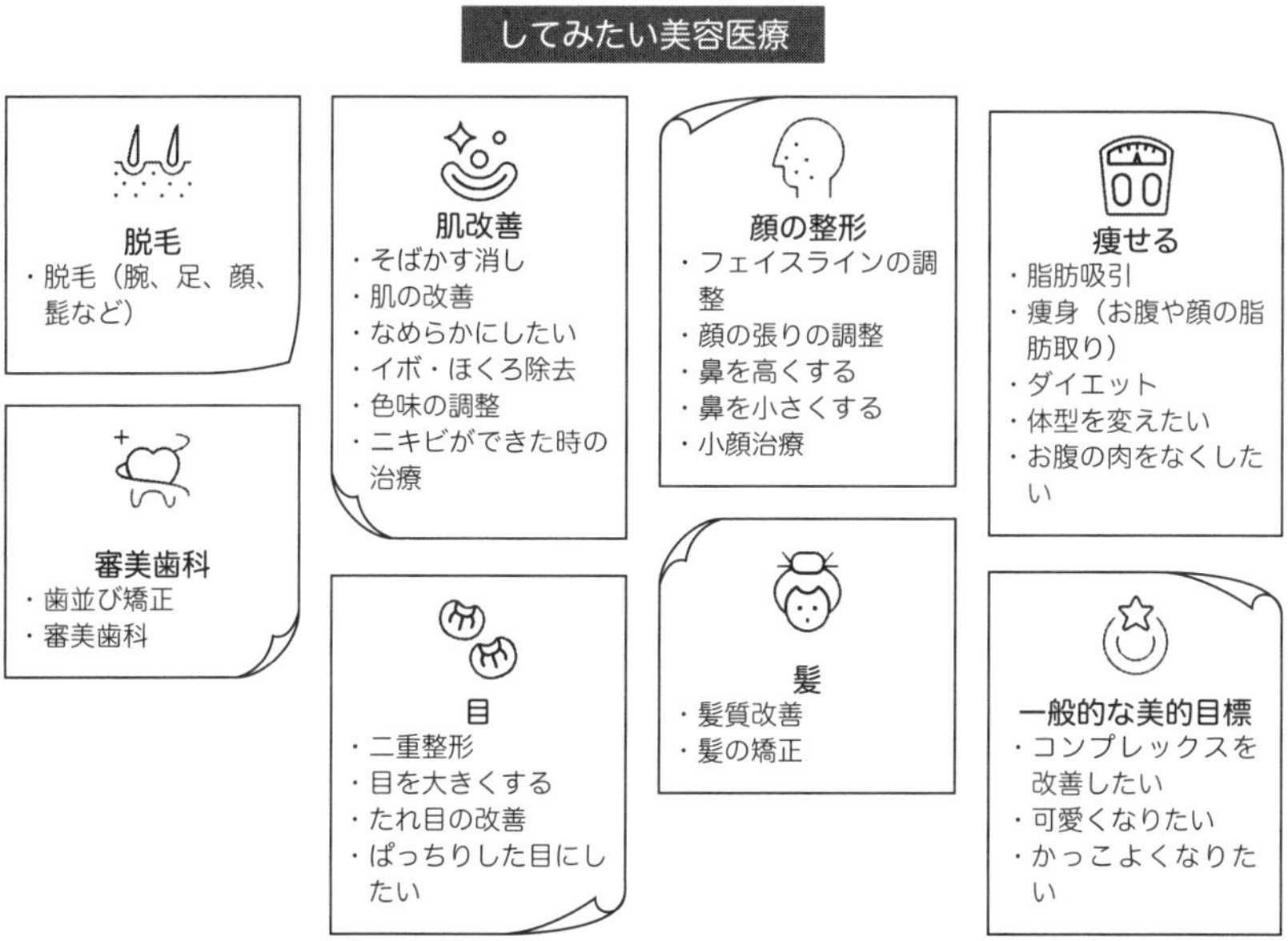
してみたい美容医療
脱毛
・脱毛（腕、足、顔、髭など）
審美歯科
・歯並び矯正
・審美歯科
肌改善
・そばかす消し
・肌の改善
・なめらかにしたい
・イボ・ほくろ除去
・色味の調整
・ニキビができた時の治療
目
・二重整形
・目を大きくする
・たれ目の改善
・ぱっちりした目にしたい
顔の整形
・フェイスラインの調整
・顔の張りの調整
・鼻を高くする
・鼻を小さくする
・小顔治療
髪
・髪質改善
・髪の矯正
痩せる
・脂肪吸引
・痩身（お腹や顔の脂肪取り）
・ダイエット
・体型を変えたい
・お腹の肉をなくしたい
一般的な美的目標
・コンプレックスを改善したい
・可愛くなりたい
・かっこよくなりたい

指摘され、自分の毛について気にするようになるケースが少なくありません。

さらに、近年では特に小学校高学年の子どもたちの間で体毛に対する意識が高まり、脱毛の需要が増えていることが指摘されています。背景には、水泳やダンス、バレエなどの習い事の影響に加え、最近の流行も相まって、体毛を気にする人が増えているといえるでしょう。また、家庭内で親が体毛を気にしている場合や、周囲の子どもたちとの比較も、子ども自身が脱毛に興味を持つ要因となっています。

小学生の中には、腕や脚の脱毛を希望する子どもが増えている一方で、小学生の脱毛には慎重な対応が求められます。ホルモンバランスが安定していない成長期に脱毛を行うと、再度毛が生えやすくなる可能性があるため、成長後に施術を行うことが推奨される場合もあります。このように、体毛への意識が高まる一方で、子どもたちの体の成長を考慮した対応が重要です。

■二重にしたい小学生が多い

「二重」手術を希望する小学生が多いこともわかりました。これは、ＳＮＳやメディアで二重まぶたが美の基準として頻繁に強調されている影響が大きいと考えられます。そのため、特に目元にコンプレックスを抱える子どもが増えているようです。また、美容外科の広告などで、二重まぶたが魅力的であるかのように宣伝されていることも、この傾向の背景にあると考えられます。こうした情報が、小学生の間で「二重が理想的」という認識を広めているのかもしれません。

■肌をきれいにしたい小学生

「肌」に関する美容医療を希望する声も多く見られます。大学生のように具体的な施術方法が挙がっているわけではありませんが、「肌をきれいにしたい」という願いがあるようです。思春期に差し掛かる小学生では、第二次性徴が始まり、ホルモンバランスの変化によって皮脂の分泌が活発になります。このため、ニキビができやすくなり、肌の状態に敏感になる子どもが増えています。実際、ある調査では、小学生の約30％が皮膚トラブルを抱えていることが報告されています。

この時期にニキビができると、見た目に対する意識が高まる子どもたちは、自分の容姿に不安を感じることが多いようです。さらに、ＳＮＳやメディアで「美肌」や「清潔感」が美の基準として強調されることで、肌のトラブルへの関心がさらに高まっています。友達との比較や学校生活の中での会話も影響し、肌の状態を気にする子どもたちの自己意識が一層強まる傾向があります。

また、小学生はまだメイクをすることが一般的ではないため、肌のトラブルを隠す手段が限られています。この点がストレスの原因となる場合もあり、肌をきれいにしたいという思いがより強くなるのかもしれません。こうした背景から、**小学生にとって肌のトラブルは身体的な問題だけでなく、心理的な負担にもつながりやすい**といえるでしょう。

■鼻を整形したい小学生

「鼻」に関する美容医療を希望する声も多く見られます。その背景には、大学生と同様、SNSを中心とした鼻への美的基準の影響もあると考えられます。SNSやメディアで理想的な鼻が頻繁に取り上げられることで、子どもたちが自分の鼻にコンプレックスを抱き、美容医療を考えるケースが増えているのです。このような環境は、容姿に対する意識をさらに高める要因となっているといえるでしょう。

■歯並びを整形したい小学生

「歯並び」を整えたいという希望も多く見られます。歯並びが悪いと、見た目に対するコンプレックスを感じ、それがさまざまな心理的影響を及ぼすことが考えられます。特に思春期に入ると、他人の目を意識するようになり、歯並びを気にしすぎて笑顔を作りにくくなったり、口元を隠す動作が増えたりします。また、歯並びへの自信の無さが原因で他人との会話を避け、コミュニケーションの機会が減少することにもつながります。このことは、友人関係にも影響を与える可能性があります。

とはいえ、歯並びが悪いことが必ずしも欠点というわけではありません。それを個性や魅力的なポイントとしてとらえる視点も大切です。

■体型を整形したい小学生

「脂肪吸引」「脂肪」「体型」「痩せる」など、体型に関する回答も多く見られました。小学生が「脂肪吸引」という言葉を知っていること自体驚きですが、その背景にはSN

Sの影響があるのかもしれません。脂肪吸引という具体的な施術までは望まなくても、「痩せたい」「脂肪を減らしたい」といった希望を持つ小学生は多いと考えられます。

体型に関する意識が高まる理由として、第二次性徴による急激な体型変化が挙げられます。この時期には体つきが大人に近づく一方で、急な変化に戸惑い、自分の体型を受け入れにくいと感じる子どもも少なくありません。また、SNSやメディアで理想的な体型が頻繁に取り上げられることで、自分の姿を他人と比較し、体型を気にするきっかけが増えることも影響していると考えられます。

脂肪吸引は成長が止まった大人を対象とした医療行為であり、小学生がこれに関心を持つことは社会的に懸念される問題です。成長期にある子どもたちにとって、体型を変える外科的手段は慎重に判断されるべきであり、安易に選択するべきではありません。**子どもたちが自分の体型に対して前向きな意識を持てるよう、周囲の大人が適切に支援することが重要**です。

■ **ただ「かわいくなりたい」「かっこよくなりたい」小学生**

「具体的にどんな美容医療をしてみたいですか？」という質問に対して、漠然と「かわいくなりたい」「かっこよくなりたい」という回答が多く見られました。小学生の中には、美容医療という言葉や具体的な施術内容を知らない子も多いのかもしれません。それでも、この回答から、「もっと魅力的になりたい」という気持ちが確かに存在していることが伺えます。このような回答は、美容医療の詳細に関する知識は乏しくとも、自分の見た目を改善したいという願いを表していると言えるでしょう。

このように、小学生の中でも美容医療への関心が高まっていることがわかります。SNSなどの影響で、美容医療に対する心理的なハードルが下がっていることが一因かもしれません。これからの時代、**さらに多くの子どもたちが美容に対する関心を持ち始める可能性があります。**美容医療の是非については一旦置いておいて、自分自身を好きになることが心の健康につながること自体は良いことだといえます。**子どもたちが健全な形で美容への関心を持てるよう、正しい情報と適切なサポートが求められます。**

050

大学生が整形している箇所は？

大学生の中で実際に美容医療を利用したことがある人も一定数います。気軽に美容医療に挑戦する学生が増えていることを示しているといえます。大学生活では、新しい友人との出会いや自分をアピールする場面が増えるため、外見に気を使うことが重要だと感じる人が多いのかもしれません。こうした環境が、美容医療への関心を高める一因になっていると考えられます(図42)。

1．目

大学生の中には、「埋没法」「二重手術」「整形」などの美容医療を実際に受けたという回答が少数ながら見られました。これは、先ほど述べた希望する美容医療と関連している結果といえるでしょう。

目を二重にする方法としては、アイプチやアイテープを使って手軽に二重を作る方法もあり、これらは多くの人に利用されていますが、使い方によっては肌荒れの原因になることがあるそうです。例えば、アイプチやアイテープには皮膚に貼り付けるための接着剤が含まれており、それが肌に負担をかけることで、かぶれや湿疹を引き起こしたりもするそうです。さらに、これらの製品は使用時に手間がかかる点もデメリットとして挙げられます。

例えば、アイプチを使う場合は接着剤がしっかり乾くまで待つ必要があり、時間に余裕がないときには手間になります。また、アイプチやアイテープを使った後は、ファンデーションやアイシャドウがうまく乗らず、メイクの仕上がりに影響が出ることもあるそうです。

図 42　「具体的にどんな美容医療をしましたか？」（大学生）

したことのある美容医療

- 二重切開
- 埋没法
- ほくろの除去
- ダーマペン
- 顎ヒアル
- 小鼻縮小
- 肌治療
  - ・クマ取り
  - ・傷跡を隠すための治療

そのような手間を考えると、整形で二重にする方が日常生活が楽になることは容易に想像できます。

2. 肌

「肌」に関する施術をしたという回答も一定数見られました。具体的には、「ダーマペン」や「ヒアルロン酸」といった施術を実際に受けた人も少なくありません。

これらの肌治療はメスを使わず、他の美容医療と比較して心理的なハードルが低いと感じる人が多いようです。その結果、実際に施術を受ける人が増えているのではないでしょうか。さらに、ダウンタイムが短く、気軽に試せる点も若者に支持される理由の一つといえるでしょう。

また、傷跡の治療やほくろの除去を行う人も見られました。肌に目立つポイントがあると、それが自信の喪失につながることがあります。特に、ほくろや傷跡は肌荒れと異なり、自然に消えることのない半永久的なものです。そのため、これらを取り除くことで見た目に対する不安が解消され、心が軽くなるといった理由で施術を選ぶ人が多いのかもしれません。

かつて、美容医療は高額な費用がかかるため、一部の人にしか手が届かないものでした。しかし、近年では低価格で受けられる施術が増え、より身近な選択肢となりつつあります。この手軽さが、美容医療の普及を加速させ、特に若者の間でさらなる広がりを見せているといえるでしょう。こうした背景が、肌に関する美容医療の人気を一層押し上げている要因となっているのです。

3. 鼻

「小鼻縮小」の手術を受けた人も少数ながらも存在しました。これもまた、近年の理想的な小鼻の形に対するトレンドと深く結びついている結果といえるでしょう。実際に美容医療を受けた人数は、施術を希望する人の数に比べればまだ少ないものの、金銭的な負担や時間的な制約といったハードルが解消されれば、施術に踏み切る人はさらに増える可能性があります。それほどまでに、理想の鼻の形に対するニーズは潜在的に大きく、鼻の美容医療に関しても水面下で広がりつつあるといえるでしょう。

大学生になると、親の同意を必要とせずに美容医療を選択できるようになり、さらにアルバイトなどで一定の収入を得られるようになります。このような経済的自立と選択の自由が、美容医療を実際に受ける大学生が増えている原因なのかもしれません。

小学生が整形している箇所は？

小学生の中にも、美容医療を利用したことがある人がいます(図43)。小学生はまだ成長段階にあり、体が日々変化していく時期です。そのため、美容医療に踏み切ることは大人に比べてリスクが高いといえます。

子どもたちの中には、成長を受け入れられなかったり、成長の過程で容姿に対する関心が高まることが理由となり、美容医療に踏み切る場合もあるのかもしれません。たとえば、友達が自分にとって理想的な成長をしていると感じる一方で、自分はそうではないと悩むことがあるのではないでしょうか。

こうした日常の中で、自分の容姿に強い関心を抱き、美容医療に踏み切る子どもが少しずつ増えていると言えます。この現象には、友人や家族、そして社会全体からの影響が大きく関わっていると考えられるでしょう。

1．歯列矯正

小学生の中には、「歯列矯正」を実際に受けたことがあるという回答が少数ながら見られました。小学生が歯列矯正を行う理由にはさまざまなものが考えられますが、その中の一つに容姿への関心が挙げられるでしょう。「見た目を良くしたい」という思いが、矯正を始めるきっかけとなっていると言えます。また、早期矯正の普及も大きな影響を与えています。近年、歯列矯正は成長段階で行う方が効果的であるとされ、早期に治療を始めることが推奨されるようになりました。その結果、小学生の段階で矯正を始めるケースが増えていると考えられます。

日本の小学生の中で矯正治療を受ける割合は、数年前と比べて増加傾向にあります。コロナ禍におけるマスク生活

図43「具体的にどんな美容医療をしましたか？」（小学生）

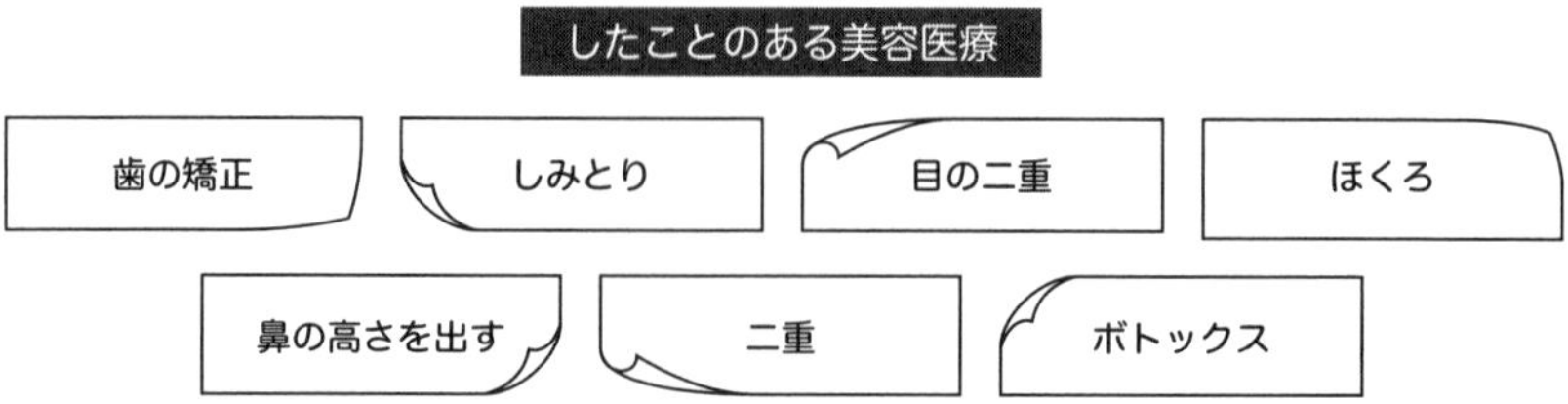
したことのある美容医療
歯の矯正
しみとり
目の二重
ほくろ
鼻の高さを出す
二重
ボトックス

中に、矯正治療が見えないため始めた人も多いようです。

なお、大学生において「歯並び」や「歯列矯正」というワードがあまり挙がらないのは、すでに多くが小学生や中学生の段階で矯正を終えている可能性があるからかもしれません。こうした背景から、小学生のうちに矯正治療を受けることがますます一般的になっていると思われます。

2. 目

「二重」に関する手術を受けたことがあるという回答が少数ながら見られました。「埋没法」か「切開法」かは定かではありませんが、小学生でも二重手術を受けているケースがあることがわかります。もしその手術によって前向きな気持ちを持てたのであれば、それは一つの選択肢として肯定的にとらえられるでしょう。とはいえ、実際に手術を行う際には、成長過程や心理的な側面を慎重に考慮する必要があります。特に小学生の段階では、成長に伴い目の形や一重・二重といった特徴が変化する可能性があります。そのため、こうした施術を行う際には慎重な判断が求められるでしょう。

3. 肌

小学生の中には、「ボトックス」や「ほくろ除去」さらに「しみとり」をしている例が見られました。これらは少数派ではありますが、確実に存在しています。ただし、現時点ではこれらの処置にとどまり、大学生のように幅広い肌治療を行うケースは少ないのが実情です。小学生の場合、外見に対する関心はあるものの、さまざまな美容医療に手を出すことはまだ少ないようです。

4. 鼻

少数ではありますが、小学生の中にも「鼻を高くする」手術を受けた人がいることがわかりました。小学生の段階で鼻の形を変える手術に踏み切ることは、大きな決断であり、それだけ強いコンプレックスを抱えていた可能性が考えられます。このような選択には本人の深い悩みや思いが背景にあると推測されます。

このように、小学生の中にも、美容医療を実際に受けた経験がある人が一定数いることが明らかになりました。**大学生ほど多様な施術を受けているわけではありません**

が、少しずつその数は増加傾向にあります。以前に比べ、美容医療が若年層にも身近なものになりつつある現状が伺えます。手術や施術が自己肯定感を高める助けとなる場合、それを選択肢としてとらえる考え方もあります。

しかし、小学生はまだ成長過程にあり、顔や体の形がこれからも変化していく時期です。この段階で整形手術を受けると、成長とともに見た目が不自然になる可能性や、将来的に再手術が必要になるリスクが伴うことがあります。そのため、この年齢での美容医療に関しては、専門家や保護者が子どもと慎重に話し合い、子どもの健やかな成長や自己肯定感を育むために適切な選択をすることが重要です。**子どもが美容医療を考える背景や理由を十分に理解し、長期的な視点で判断する姿勢が求められます。**

コラム 14

「Ｚｏｏｍ異形症」が増加

コロナ禍における在宅勤務の普及に伴い、Ｚｏｏｍなどのビデオ会議の利用が急増した結果、自分の外見に過剰に注目してしまう「Ｚｏｏｍ異形症」と呼ばれる現象が世界的に広がりました。この現象は、画面に映る自分の顔が歪んで見えたり、長時間自分自身を観察する環境に置かれたりすることで、外見への不安が高まる症状を指します。特に若年層で顕著に見られ、不必要な美容処置への依存や、メンタルヘルスの悪化を引き起こす可能性が指摘されています。

そもそも、パソコンのカメラに映る自身の姿は、下から撮影されることが多いため、顔が二重顎に見えたり、カメラの画質や照明の影響で顔色が悪く映ったりするものです。これはカメラの位置や画質の影響を受けるため、必ずしも自分自身の本来の姿を反映しているわけではないのです。つまり、画面上で変に映ることはある意味、仕方のないことでもあります。しかし、その姿をじっと見つめながら会議や授業を進めていくのは、やはり心理的に負担が大きいものです。

こうした影響を乗り越えるためには、まず「自分だけではない」と認識することが重要です。また、カメラに映る姿は実際とは異なるものだと理解し、その上で気になる場合には工夫を加えることも有効です。例えば、カメラの角度を調整する、照明を改善する、あるいはカメラ位置を目の高さに合わせるといった簡単な対策で、見た目の印象を大きく変えられます。このような取組みによって、過剰に低く見積もられた自己評価を和らげ、心身への負担を軽減することができるかもしれません。

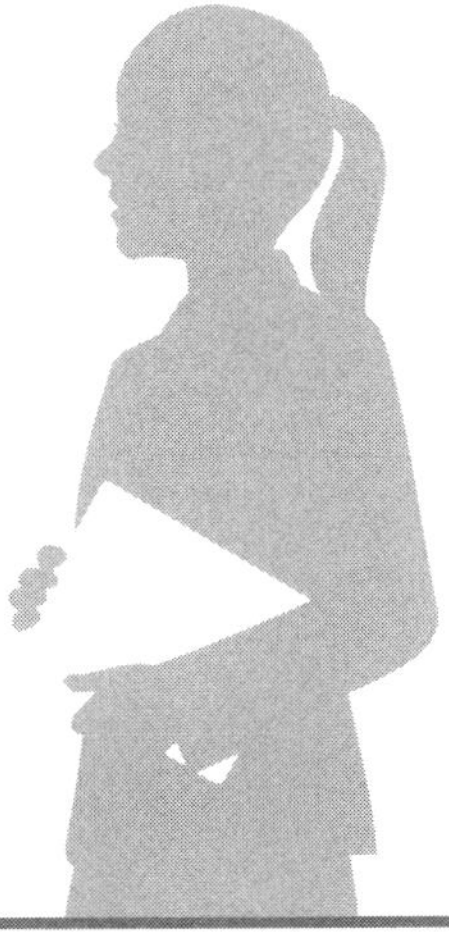

052

整形のハードルは低くなっている？

以上のように、近年では美容医療に対する認知度が大幅に高まっています。特にSNSの普及により、美容医療の認知度が高まり、情報が簡単に得られるようになりました。たとえば、InstagramやXなどのプラットフォームでは、多くの人が自分の美容医療の体験をシェアしています。このような情報の広がりによって、学生や子どもたちが美容医療に対して前向きな印象を持つようになっている可能性があります。SNSを通じた体験談の共有が、美容医療を身近でポジティブな選択肢としてとらえるきっかけを生んでいるといえるでしょう。

美容医療の抵抗感の変化

以前は「美容医療」という言葉に対して抵抗を感じる人も少なくありませんでしたが、現在では「自分をより良くするための手段」として、徐々に受け入れられるようになっています。美容医療は、自分自身をさらに魅力的に見せるための選択肢の一つとして位置づけられてきているようです。特に、ＳＮＳ上でシェアされるポジティブな体験談や、美容医療を受けた人々の成功事例が、多くの人に影響を与え、その選択を後押ししているのかもしれません。

053

美容医療のメリット

美容医療を利用することには自己肯定感を高めるなどのメリットがあります。実際、美容医療を受けたことでポジティブな気持ちになったと感じる人もおり、その理由として外見に対する満足度が向上する点が挙げられます。気になる部分を改善することで、自己肯定感が高まり、人前で積極的にふるまえるようになったという声もよく聞かれます。

美容医療をきっかけに新しいことに挑戦したり、友人との関係をより楽しめるようになるなど、生活全体が充実するケースも報告されています。このようなポジティブな効果は、見た目の改善にとどまらず、内面の変化や心理的な成長にもつながると考えられます。美容医療が外見と内面の両方に良い影響を与える可能性がある点は、大きな魅力といえるでしょう。

054

美容医療のデメリット

一方で、美容医療にはリスクも伴います。たとえば、手術後に思わぬ副作用が出る可能性があるため、慎重に検討する必要があります。具体的には、手術後の腫れや痛み、期待した結果が得られなかった場合の心理的な負担などが挙げられます。これらのリスクは、美容医療を選択する上で無視できない重要な要素です。

また、美容医療は決して安価ではありません。手術費用が家計に影響を与える場合もあり、特に学生にとっては、アルバイト収入から費用を賄うことが大きな負担となることがあります。費用面での負担が、施術を受けるかどうかの判断に大きく影響するケースも少なくありません。

さらに、美容医療を受けた後には、周囲からの評価や批判を気にすることが増えたりします。特に、手術後の回復期間（ダウンタイム）中には、周りの目を気にして気持ちが落ち込むことが報告されています。友人や家族からの反応が自分の期待と異なった場合、それがストレスの原因になり得ます。また、手術や治療の結果が思った通りでない場合、自己評価に影響を与え、心理的な負担を感じることもあるでしょう。このような場合、予期しない変化に対する不安や後悔が生じることも考えられます。

美容医療は外見の改善を目指すものであり、その結果によって自信が増すものでもありますが、同時に他人の反応や自分の期待とのギャップが心の負担になる可能性も高いものです。こうしたリスクを理解した上で、自分にとって最適な選択になるよう、慎重に考えることが大切です。

055

手術を受けたいと思ったら

美容医療を受けたいと考えた場合、まずは「本当に手術が必要なのか」を慎重に見極めることが大切です。見た目の気になる部分があっても、メイクやスキンケアなど、手術以外の方法で十分に解決できる場合があります。また、親や信頼できる大人に相談することで、別の方法で満足感を得られる可能性もあります。

それでも手術をしたいと思う場合は、慎重にクリニックと医師を選ぶ必要がありま す。医師の経歴を確認することが重要で、たとえば**形成外科の経験や専門資格の有無は、信頼性を判断するための大切なポイント**です。また、クリニックは1か所だけで決めず、複数の施設でカウンセリングを受け、それぞれの説明を比較検討することで、納得のいく選択がしやすくなります。

ＳＮＳで紹介される手術例やキャッチフレーズには注意が必要です。これらは成功例だけを強調していることが多く、「全国執刀実績１位」などの宣伝文句も過剰に良い印象を与える可能性があります。**情報を冷静に受け取り、過信しない**ことが大切です。また、**割引やモニター価格での手術にも慎重になるべき**です。こうした価格設定は、経験の浅い医師が技術を学ぶために行われる場合があり、十分なスキルがない状態での手術が行われるリスクも考慮しなければなりません。近年、医学部を卒業し、初期研修を終えた後すぐに美容医療の分野へ進む若手医師、いわゆる「**直美**《ちょくび》」**と呼ばれる医師たちの増加が注目**されています。その背景には、美容医療が高収入を得られるだけでなく、比較的働きやすい点が若手医師にとって大きな魅力となっていることが挙げられます。しかし**美容クリニックの中には、十分な研修を行わずに若手医師に手術を任せるケースも見受けられ、経験不足や技術の未熟さが患者さんにリスクをもたらす可能性があります。**そのため、美容医療を受ける際には、医師の経験年数や技術力を慎重に確認することが、安心・安全な治療を受けるために欠かせないといえるでしょう。

さらに、医療ローンを利用する場合は、支払い計画を十分に立てることが求められます。手術後に修正が必要になる場合もあり、追加費用が発生する可能性を考慮して無理のない範囲で選ぶことが大切です。

美容整形を考える際は、慎重な判断と十分な情報収集が必要です。成長や将来を見据え、自分にとって安全で安心できる選択をすることで、後悔のない決断をすることを目指しましょう。

IV章

わたしの容姿の悩みはなくせる？

自分の見た目や容姿について悩むことは、誰にでもあることです。特に思春期や青年期の子どもたちは、自分の容姿が気になったり、他の人の目を気にしやすい傾向があります。この章では、容姿の悩みを減らすための対策や、こだわりが健康的な範囲を超えた場合の治療法について説明していきます。

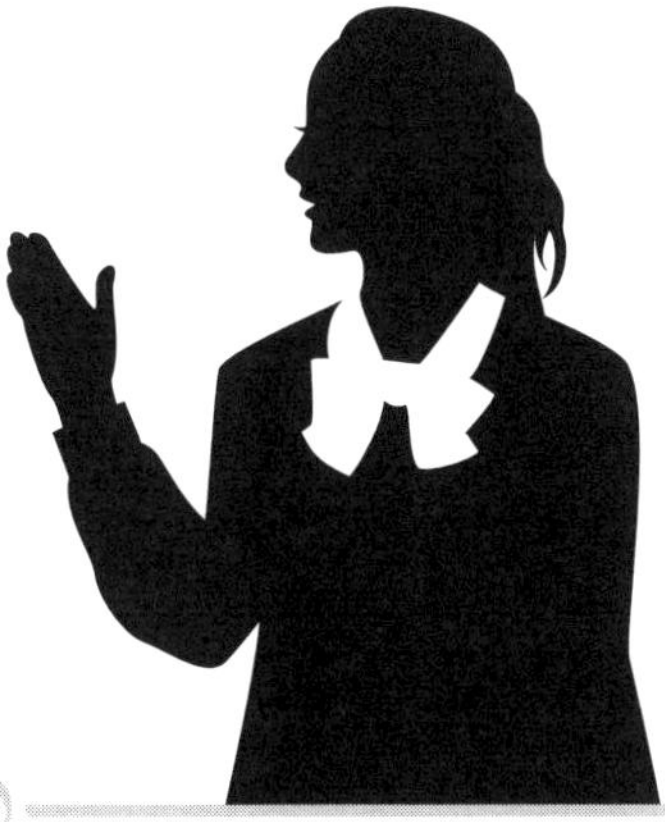

056

ルッキズムとボディポジティブ：容姿にまつわる価値観

相手の内面や性格よりも外見でその人の価値を決めてしまう「ルッキズム」という考え方があります。ルッキズムとは、外見や容姿を基準に人を評価し、時には差別的な態度を取る思想や社会現象を指します。簡単にいうと、「外見を基準にした差別」の一種です。この考え方の背後には、美しさの基準がひとつであるかのような画一的な価値観が存在しています。特に日本では、社会全体に強い同調圧力があり、美に対する価値観が画一化されやすい傾向があります。「これが流行っているなら、みんなもそれを取り入れるべきだ」といった風潮がその一例です。こうした現象は、ルッキズムを助長する要因のひとつとなっている可能性があります。

一方で、「ボディポジティブ」という考え方も広がっています。ボディポジティブとは、ありのままの自分の身体を受け入れ、愛することを促すムーブメントです。他人や社会が押し付ける「理想の体型」や「完璧な外見」に縛られることなく、自分自身をポジティブに捉える考え方です。

「ボディポジティブ」の例としては、多様な体型を称賛する活動や表現が挙げられます。例えば、アパレルブランドが広告やカタログにさまざまな体型や年齢のモデルを起用することで、すべての体型や姿が美しいというメッセージを発信しています。また、SNSでは、自分の体型や特徴を隠さず写真やメッセージを投稿する人が増えています。これには、ストレッチマーク（妊娠などで皮膚が急に伸びた際にできる傷跡の一種）や傷跡などを「自分の一部」として肯定的に捉える例が含まれます。

さらに、体型にとらわれないファッションを提案する動きもあり、「どんな体型でも好きな服を自由に楽しむべきだ」という考え方が広まっています。フィットネスにおいても、体重を減らすことより健康や楽しさを重視する新しいアプローチが提案さ

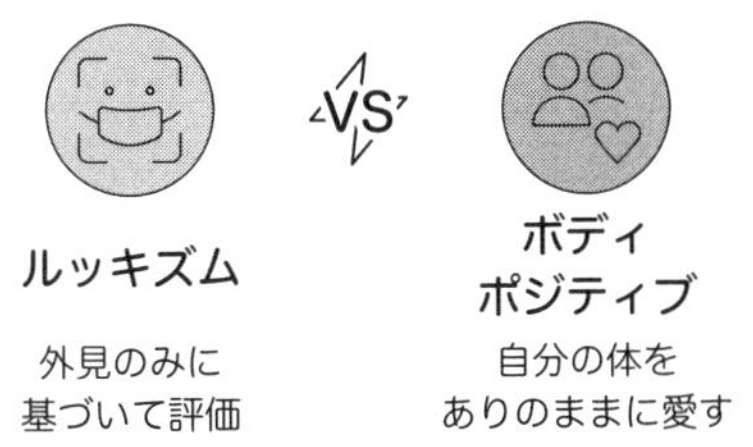
VS
ルッキズム
外見のみに基づいて評価
ボディポジティブ
自分の体をありのままに愛す
図44　容姿が気になる影響要因

れており、体型ではなく、身体を動かすことそのものを楽しむ姿勢が大切にされています。

多様性が重視される現代社会において、この考え方は非常に重要な意味を持っています。

外見を理由にした差別や批判に直面したとき、それをどう捉えるべきでしょうか。**「この人は価値観がひとつしかなく、とても狭い世界で生きているのだ」と思う**こともひとつの方法かもしれません。こうした視点を持つことで、他人の否定的な言葉に過剰に振り回されることなく、自分自身を守ることができるでしょう。

特に思春期や青年期には、他人からの評価が気になりやすいものです。しかし、他人の目ばかりを気にして自分を否定するのではなく、「自分が満足している」という気持ちを大切にすることも必要です。自分が「これが良い」と感じ、選んだものに価値を見いだす姿勢を育てることで、他人の基準に左右されない強さを持つことができます。

「ボディポジティブ」に対し、「ルッキズム」は逆行する立場にあり、現代は二極化しているといえます。現在はまさに過渡期であり、容姿においても多様性が受け入れられる方向へ進むことを願っています。

057

ＳＮＳで広がる容姿批判
――なぜ人は攻撃するのか？

■ＳＮＳにおける容姿批判とその背景

ＳＮＳ上では、他者の容姿を批判する言動が目立っています。例えば、隣にいる人と比較して容姿を貶すような辛辣なコメントや、見た目に関する否定的な意見が、インスタグラムやＸ（旧Ｔｗｉｔｔｅｒ）などで頻繁にみられます。こうした批判が、どうしてここまで容易に行われてしまうのでしょうか。その背景を考えてみると、いくつかの要因が浮かび上がります。

まず、他者を攻撃する人々の多くが、自分自身に自信を持てないでいる可能性があります。自分へのコンプレックスや不安が、他人への攻撃という形で現れるのです。

ストレスや不満がたまっている場合、そのはけ口としてSNSが利用されることも少なくありません。匿名性が高いSNSは、自分の本音をさらけ出しやすく、攻撃的なコメントを投稿するハードルが低いのです。SNSでは、匿名性が守られるため、自分の言葉に対して責任を負う意識が薄れがちです。この匿名性が攻撃を助長し、批判の内容をより過激で辛辣なものにしてしまうこともあります。また、実際に会ったことのない相手であることから、想像力を欠き、相手の気持ちや背景に思いを巡らせることができなくなることも一因です。

さらに、こうした批判の矛先は、多くの場合「反論しにくい」人や「弱者」と見なされる人々に向けられることが多いようです。このような行為は、ただでさえ傷つきやすい立場の人に不必要な負担を与えるため、非常に卑劣であると感じます。批判する側は、相手の気持ちや立場を考えず、単なる自己満足のために攻撃を行っている場合もあります。

こうした問題を解決するためには、SNSを利用する一人ひとりが、**自分の言葉に**

責任を持つことが重要です。また、**学校や家庭で、他者の立場に立って考える力を育む教育や、ネットリテラシーを高める取り組みが求められます。**そして、**批判を受けた人が安心して相談できる環境を整えることも必要**です。ＳＮＳは本来、人と人をつなげるための便利なツールであるべきであり、それが他者を傷つける場になってしまうのは非常に残念なことです。

コラム 15

土の時代から風の時代へ

最近、「『土の時代』から『風の時代』へ」という言葉を耳にします。

「土の時代」の始まりは、今から約220年前の18世紀末に遡ります。この時期、火の時代から土の時代への転換が起こり、産業革命がその象徴となりました。それまで武力が支配していた社会は終焉を迎え、経済力そのものが世を動かす資本主義の時代へと移行したのです。「土の時代」は、固定観念や不動産、終身雇用、生命保険など、「形あるもの」が重視される物質主義の時代でした。「目に見えるもの」「形のあるもの」に価値が置かれ、それが社会や人々の暮らしを支えていたのです。

一方、「風の時代」は2020年ごろから始まったとされています。この新しい時代は、目に見えない「風」に象徴されるように、情報や知識、伝達や教育といった形のないものが重視されるようになっています。「知る」という行為が、これまで以上に重要な価値を持つ時代へと変わりつつあるのです。風の時代では、知性やコミュニケーション、そして想像力や思考力が意味を持つとされ、柔軟性が求められます。また、自分の好きなことややりたいことに素直に向き合い、それを行動に移す姿勢が重視される時代でもあります。「もの」に縛られない自由な生き方や、多様な価値観が尊重される風の時代は、これまでの型にはまった社会とは一線を画すものです。

このような変化は、「容姿」に対する価値観にも現れています。従来、容姿における美の基準は非常に画一的でした。たとえば、18世紀末から20世紀にかけて、西洋では「白い肌」や「均整の取れた顔立ち」が美の象徴とされ、その価値観が世界中に広まりました。

日本でも、江戸時代には「白粉（おしろい）」を使った白い肌の追求が盛んでしたし、明治以降は西洋文化の影響を受けた美意識が広く受け入れられました。近年でも、2010年代初頭には、美容雑誌や広告に登場するモデルのほとんどが「白い肌」や「細身」という特徴を持っており、こうした価値観はまさに土の時代を象徴していると言えるでしょう。

しかし、風の時代に入ると状況は変わりつつあります。ある調査では、若者の60％以上が「自分らしさを表現するために化粧品を使用する」と回答しており、20年前の「他者に良い印象を与えるため」という理由が主流だった時代とは大きく異なっています。これは、風の時代が「自分らしさ」や「多様性」を重視する社会へとシフトしていることを示しています。

風の時代では、皆が同じ流行や美の基準を追うのではなく、それぞれが自分にとって心地よい形を見つけ、自分らしい方法でアレンジすることが重要になってきています。私たちはまさに、その過渡期に立っているのかもしれません。

058

SNS上のルッキズムへの対抗策

ルッキズムにはどうやって対抗できるのでしょうか。SNSでは、フィルターや画像加工アプリを使うことで、誰もが簡単に「完璧」に見える外見を作り出せます。これら加工された外見が理想の基準として広がる中で、実際の自分と加工された他者の画像を比較し、劣等感や自己否定感に悩む若者が増加しています。このような現象は、ルッキズムによる画一的な美の基準を若者の中に深く根付かせる原因にもなっています。

こうした問題に対応するため、フランスやノルウェーでは積極的に法規制を導入してきました。フランスでは、2017年に商業写真に加工が施された場合、その旨を明記することを義務化しました。さらに、2020年には16歳未満のインフルエンサーを保護する労働法を制定し、２０２３年には「インフルエンサーの商業的影響力に関する法律」を制定しています。この法律では、フィルターの使用や画像加工を明示する義務、美容整形や代替療法を若者に勧める行為の禁止が規定されています。一方、ノルウェーでも２０２１年に、広告主やインフルエンサーが加工された画像を投稿する際、その旨をすべてのＳＮＳで明示することを義務付けました。この背景には、摂食障害が若い女性の死因として3位に上るという深刻な状況がありました。

一方、日本では、ＳＮＳが若者のメンタルヘルスや摂食障害に及ぼす影響についての調査や対策が十分に進んでいるとはいえません。摂食障害の低年齢化が顕著な中、フランスやノルウェーのような法規制や教育プログラムの導入が急務です。具体的には、**若者に悪影響を及ぼすような加工画像の開示義務を定めた法整備**や、**若者がメディアリテラシーを学ぶ機会を増やし、ＳＮＳで目にする情報を批判的にとらえる力を育む教育が必要**です。これらの取り組みを進めることで、若者が画一的な美の価値観を内面化せず、自分自身の個性を受け入れる力を育むことが期待されます。そうすることで、ルッキズムに打ち勝ち、心身ともに健やかな未来を築く第一歩となるのではないでしょうか。

059

SNS上の誹謗中傷から身を守るには

SNSにおける誹謗中傷は、ルッキズムに限らず、さまざまなトピックでみられます。現代のデジタル社会では、こうした誹謗中傷を完全に避けることは難しいですが、自分を守るために冷静な対応が求められます。

まず、**誹謗中傷を受けた際は、加害者をブロックし、SNSの通報機能を活用して適切な対応**を取りましょう。また、攻撃的なコメントに過度に振り回されず、心の中で距離を置くことも大切です。多くの場合、誹謗中傷は相手の個人的な問題やストレスが反映されたものであり、必ずしも自分に関係するわけではないことを意識しておくとよいでしょう。

また、SNSにおける誹謗中傷を防ぐために、国内外でさまざまな取り組みが進められています。**日本では、誹謗中傷を行った人物の特定が容易になるよう法律が改正され、被害者が迅速に対応できる環境が整備されています。**さらに、学校や地域ではＳＮＳの安全な使い方を教える活動が広まり、若者たちが安心してインターネットを利用できるような支援が行われています。**日本のＳＮＳでは、ＡＩ（人工知能）を活用し、有害な投稿を自動で検出・削除するシステムが導入され、ネット上の安全性が高められています。**

海外においても、アメリカやイギリスではＡＩ技術を活用し、有害な投稿を事前にチェックし、削除する仕組みが強化されています。インスタグラムでは、投稿しようとするコメントが他者を傷つける可能性がある場合、事前に通知し、再考を促す機能が搭載されており、ユーザーが冷静に言葉を選ぶように導かれます。

オーストラリアでは、「eSafety Commissioner」という機関が設立され、誹謗中傷の投稿を削除したり、被害者をサポートする役割を果たしたりしているそうです。この機関の存在によって、誹謗中傷に迅速に対応できる体制が整い、被害者が適切な支援を受けやすくなっています。

デンマークやフィンランドなどのヨーロッパ諸国では、ＳＮＳの安全な使い方を学校で教える取り組みが進んでおり、若者たちは早い段階から誹謗中傷を防ぐための知識を身につけています。

これらの対策は、ＳＮＳを安全に利用するための重要な一歩です。そして、ＳＮＳを使う私たち一人ひとりも、誹謗中傷に加担しないよう注意し、他人を傷つけることのないよう心掛けることが求められます。

060

ＳＮＳを減らせば容姿の悩みも減る!?

ＳＮＳを長時間使用すると、他人の容姿と自分を比較する時間が増え、ストレスや不安を感じやすくなります。大学生の「容姿へのこだわりが高い人」と「容姿へのこだわりが低い人」でＳＮＳの使い方にどのような違いがあるかを調べたところ、容姿へのこだわりが高い人は、ＳＮＳのアプリを複数使用していたり、長時間利用していることがわかりました(図45・46)。

特に**女子学生では、ＳＮＳの利用時間が長いほど容姿へこだわる傾向が見られました。**一方で、**男子学生では、利用時間よりも、使用するＳＮＳアプリの数が多いことが関係**していることが明らかになりました。

別の研究では、大学生のＳＮＳ利用時間が精神的健康に与える影響について調査が行われました。その結果、ＳＮＳの利用時間が長いほど、ストレスを感じやすいことがわかりました。ＳＮＳを利用していると、他人と自分を比較する場面が多く、その「社会的比較」が精神的健康に大きな影響を与えることが明らかになっています。特に、他人と自分の能力を比較することが妬みを生じさせ、これがストレスや不安を引き起こす要因となります。さらに、妬みの感情が強くなることで、ストレスや自尊感情、幸福感の低下を招きます。

つまり、ＳＮＳを長時間利用することは、他人と自分を比較する機会を増やし、それがストレスや自尊感情、幸福感に悪影響を与える可能性があることを示唆しています。

図45
SNS アプリ数と容姿のこだわり

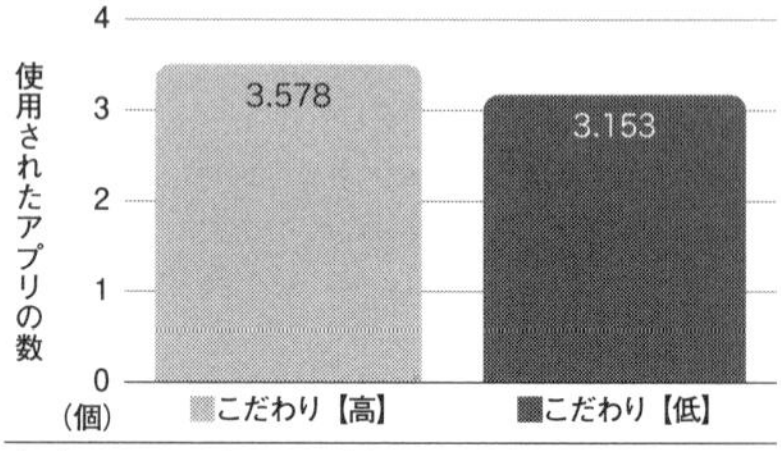

容姿へのこだわりが高い人と低い人のSNS使用アプリ数を比較したところ、使用しているアプリの数が多いほど容姿へのこだわりが高いことが明らかになりました。

図46
SNS 利用時間（1日の合計）と容姿のこだわり

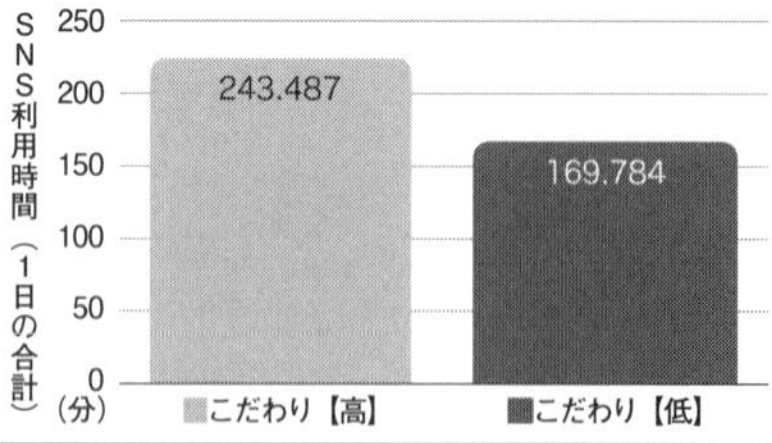

容姿へのこだわりが高い人と低い人のSNS利用時間を比較したところ、SNSの利用時間が長いほど容姿へのこだわりが高いことが明らかになりました。

図47　SNSアプリ数と容姿のこだわり（性別ごと）

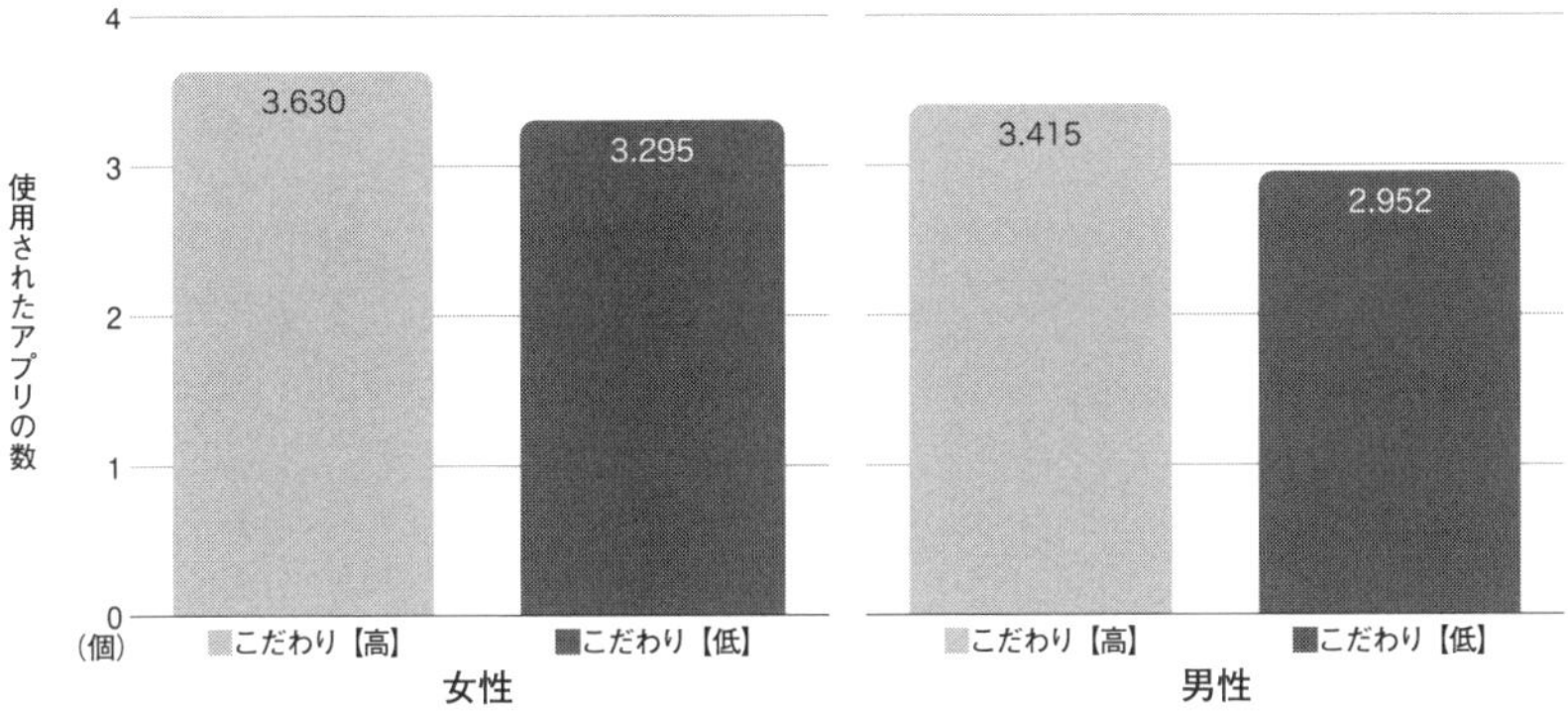

容姿へのこだわりが高い人と低い人のSNS使用アプリ数を比較したところ、男女ともに似た傾向が見られました。男子学生においては、SNSの利用時間よりも使用するSNSアプリの数が多いことが関係していることが明らかになりました。

図48　SNS利用時間（1日の合計）と容姿のこだわり（性別ごと）

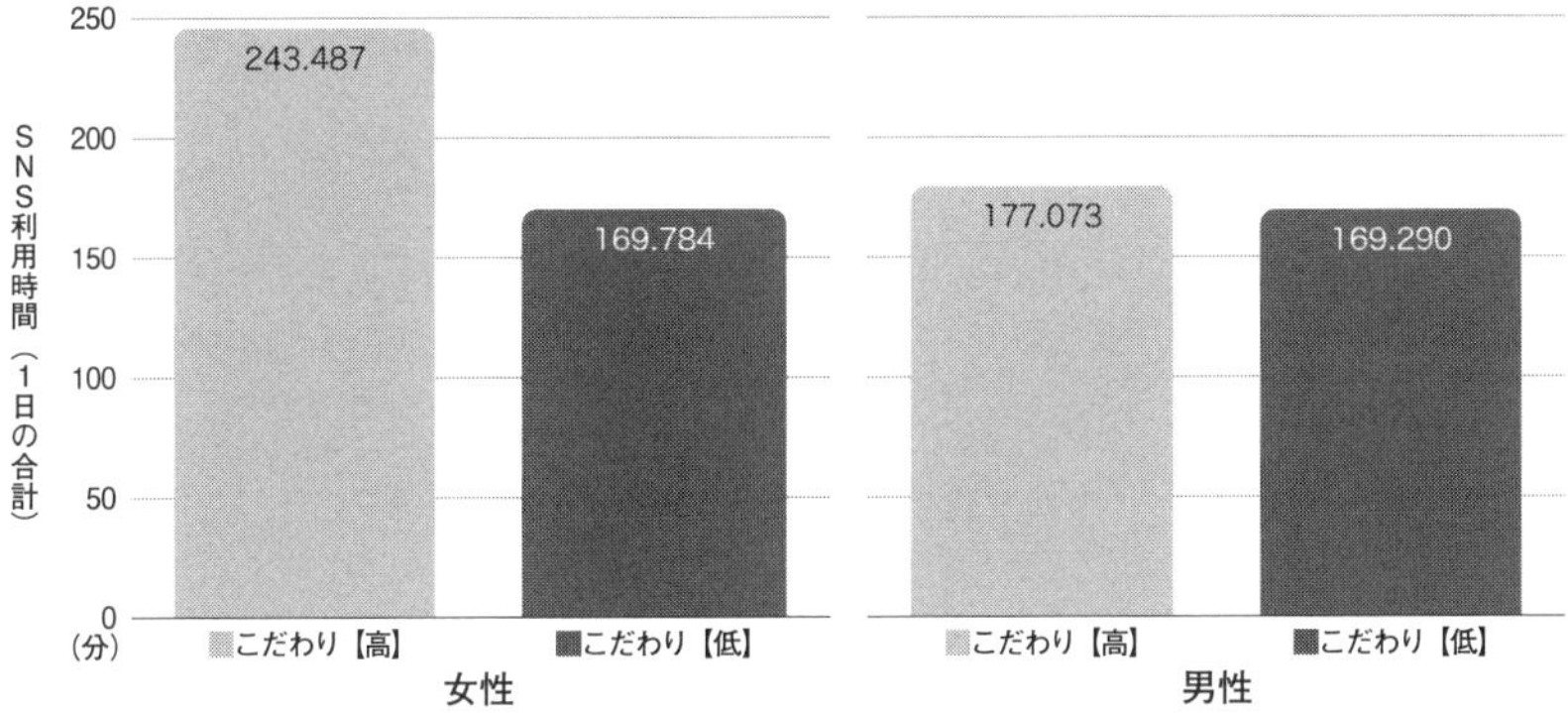

容姿へのこだわりが高い人と低い人のSNS利用時間を比較した結果、利用時間に関して男女で異なる傾向が見られました。女子学生は、SNSの利用時間が長いほど、容姿へのこだわりが強いことがわかりました。

こうした傾向に対処するために、ＳＮＳの利用時間を制限したり、一時的にＳＮＳから離れる**「デジタルデトックス」を試みることが効果的**です。例えば、寝る前の１時間や朝起きてすぐの時間にはＳＮＳを見ないようにする、または**休日にＳＮＳを使用しない日を設ける**といったルールを作ることが考えられます。さらに、**ＳＮＳに費やしていた時間を読書、運動、趣味などにあてることで、ストレスを軽減し、自分自身を前向きな気持ちで保つことができます。**

061

SNSで他人と比較することをやめる

SNSでは、他人が投稿する「完璧」に見える写真やライフスタイルを見る機会が多く、それによって自分と比較してしまうことがあります。しかし、SNSに投稿される内容は多くの場合、加工や編集が加えられており、現実のごく一部しか反映していません。まずそのことを自覚することが、容姿への悩みを減らす第一歩となります。

また、**フォローしているアカウントを見直し、自己肯定感を下げるような投稿をする人をミュートしたり、フォローを解除する**ことで、SNSの影響を軽減する方法も効果的です。

SNSで示される「美の基準」は、流行や個人の趣向によって頻繁に変化します。この変化に振り回されないよう、自分に合った基準を持つことが大切です。例えば、流行のスタイルが自分の好みでなかった場合、自分らしいスタイルを見つけ、それを楽しむことが重要です。また、家族や友人など信頼できる人に相談し、客観的な意見をもらうことで、自分の基準を再確認する手助けにもなります。「美の基準」はひとつではなく、多様性があることを理解することが、自己受容を促進するポイントです。

先述の通り、ＳＮＳの投稿は現実を忠実に反映しているわけではないという視点を持つことはとても重要です。例えば、写真加工アプリの使用例を調べることで、どのように見た目が変えられるのかを知ると、ＳＮＳ上の画像に対する見方が変わります。また、情報をそのまま受け入れるのではなく、「この投稿は現実のどの部分を切り取っているのか」と批判的に考える習慣を持つことも重要です。こうした力を養うことで、ＳＮＳで提示される「美しさ」に惑わされることが少なくなります。

062
教育でなくせる？

ルッキズムのような外見に基づいた偏見は、見た目が異なるすべての人々にとって有害です。**「ルッキズム」の影響を強く受けると、人は他人を見た目だけで判断するようになり、その結果、自分自身に対しても厳しい評価を下してしまいます。**

では、偏見はどこから生まれるのでしょうか。偏見は、普段の生活で目に見えないところから生じることが多く、単なる思い込みや誤解だけでなく、深い心理的・社会的な背景があります。哲学者エーコは、**「偏見は生まれつきのものであり、それは唯一教育でしか変えられない」**と述べています。つまり、私たちの考え方や価値観は生まれた時から固定されているわけではなく、家庭や学校、社会における教育を通じて変えることができるのです。教育は偏見をなくすために重要な役割を果たすといえます。

さらに、心理学者のオールポートは、「偏見は基本的にパーソナリティ（性格）の問題である」と述べています。偏見が生まれる背景には、「**権威主義的パーソナリティ**」という特定の性格傾向が関与していると考えられます。哲学者であり社会学者でもあるアドルノによれば、「権威主義的パーソナリティ」は以下の４つの要素から成り立っているとされています（図49）。

■「権威主義的パーソナリティ」４つの要素

1．伝統主義

昔から続いている伝統や慣習、ルールを非常に大切にする傾向を指します。この考

図49　権威主義的パーソナリティ

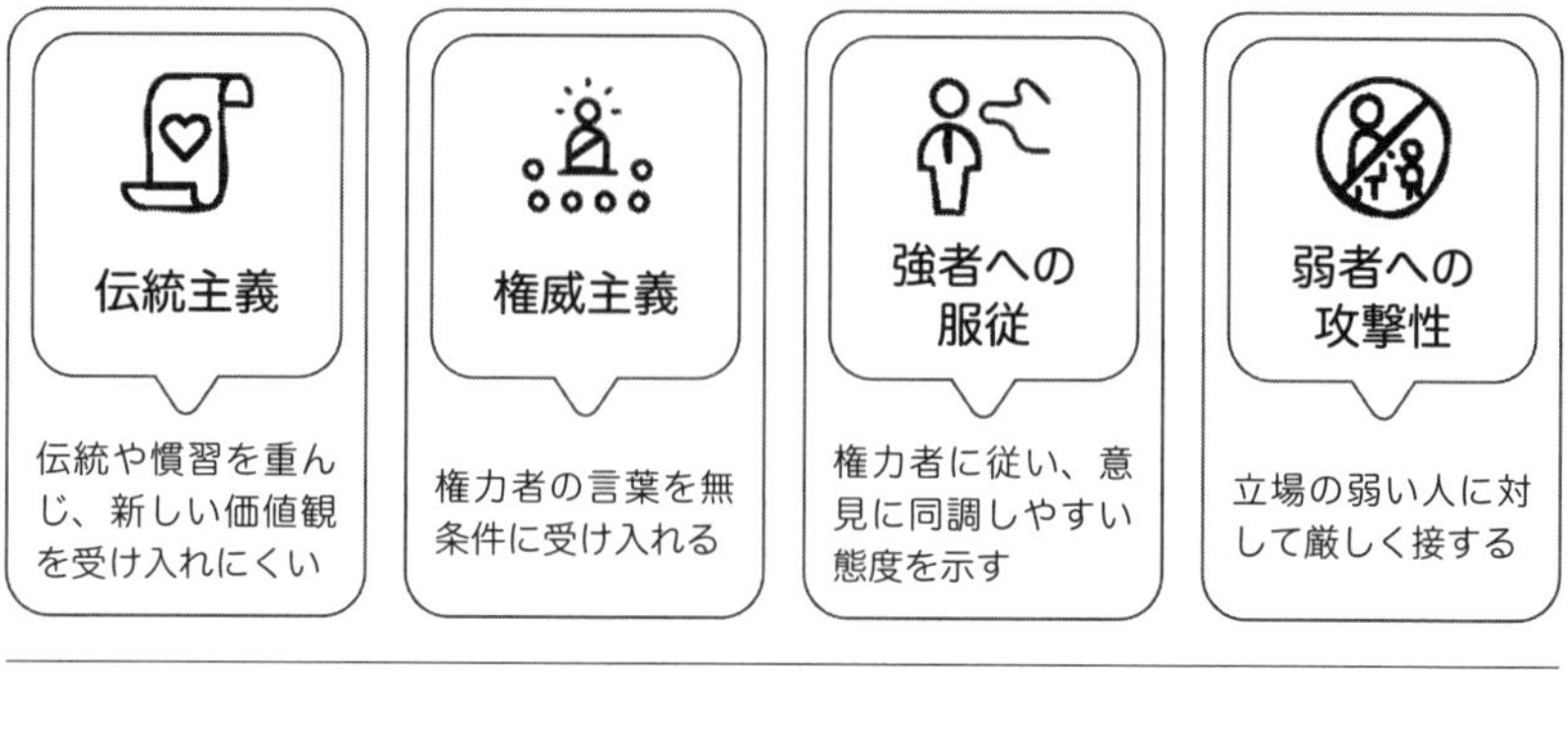
伝統主義
伝統や慣習を重んじ、新しい価値観を受け入れにくい
権威主義
権力者の言葉を無条件に受け入れる
強者への服従
権力者に従い、意見に同調しやすい態度を示す
弱者への攻撃性
立場の弱い人に対して厳しく接する

えを持つ人は、「変わらないことが良い」と信じ、新しいアイデアや価値観を受け入れることが難しい場合があります。

2. 権威主義

権力やルールを持つ人（例えば、先生、親、リーダーなど）が絶対的に正しいと信じ、その言葉や指示を無条件に受け入れる傾向です。

3. 強者への服従

力を持つ人や権力者に従おうとする態度を指します。こうした人は、権力者の意見に同調し、積極的に支持することが多いです。

4. 弱者への攻撃性

立場の弱い人や力のない人に対して厳しく接する傾向を指します。いじめや差別的な態度がこれに当たります。

このように、「権威主義的パーソナリティ」を持つ人の特徴として、伝統や権力を重視し、強い人に従う一方で、弱い人に対して厳しい態度を取る傾向が挙げられます。

しかし、偏見は「パーソナリティ」だけに関連しているわけではありません。社会学者のダキットによると、偏見は「社会的態度」とも深く関連しているとされています。「社会的態度」とは、社会や他者に対する基本的な考え方や感じ方を指し、私たちが他の人々やグループをどのように見ているかに大きく影響を与えるものです。この社会的態度が、偏見の形成や維持に関与していると考えられます。

例えば、次の3つの感覚が「社会的態度」に含まれます(図50)。

1. 集団的優越感

自分が所属しているグループ（例えば学校のクラスやクラブ、家族など）が、他の

図50　偏見に結びつく社会的態度

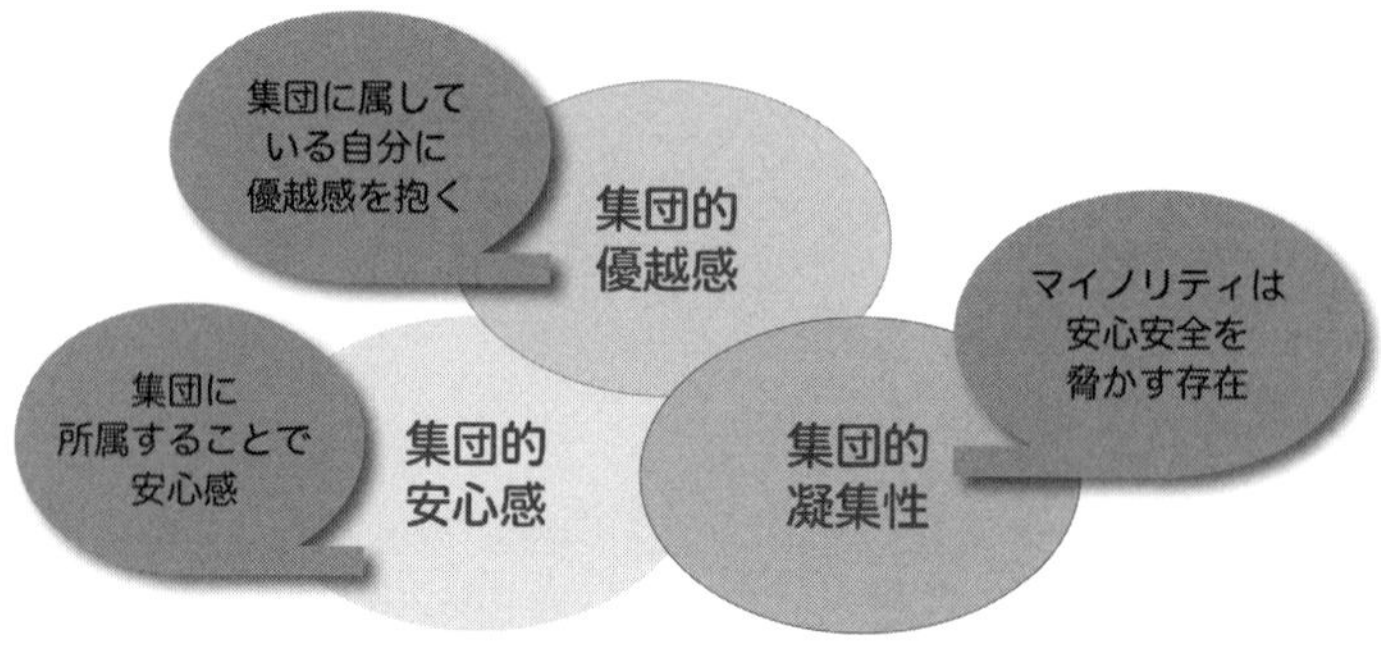

グループよりも優れていると感じることを指します。これは、「自分たちのグループは他のグループよりも特別で、素晴らしい」と考える気持ちから生まれるものです。

2. 集団的安心感

自分のグループが安全であり、安心できる場所だと感じることを意味します。例えば、「クラスの友達は信頼できる」「家族はいつも自分を守ってくれる」というような感覚がこれに当たります。

3. 集団的凝集性

自分のグループがひとつにまとまり、強い絆で結ばれていると感じることを指します。例えば、チームワークがうまくいっているときや、クラス全員が仲良く協力しているときに感じる連帯感がこれに当たります。

これらの感覚が強まると、自分のグループへの愛着や忠誠心が高まる一方で、他のグループに対する偏見や敵意が生じやすくなる傾向があります。

小学校高学年を対象に見た目への偏見について調査した結果、**学年が低いほど、見た目で相手を決めつける傾向が強い**ことが明らかになりました。さらに、そのような傾向がある場合、「共感性」、つまり相手の気持ちを理解しようとする力が弱いこともわかりました(図51)。

具体的には、**外見で判断しない子どもの方が、外見で判断する子どもよりも共感性が高い傾向**が、どの学年でも見られました。特に、学年が低いほど外見で判断する子どもの共感性の低さが顕著です。低学年の子どもたちは、友だちの気持ちを深く考えることにまだ慣れていないため、見た目で相手を判断しやすい傾向があるようです。

図51　小学生における外見への偏見と共感性

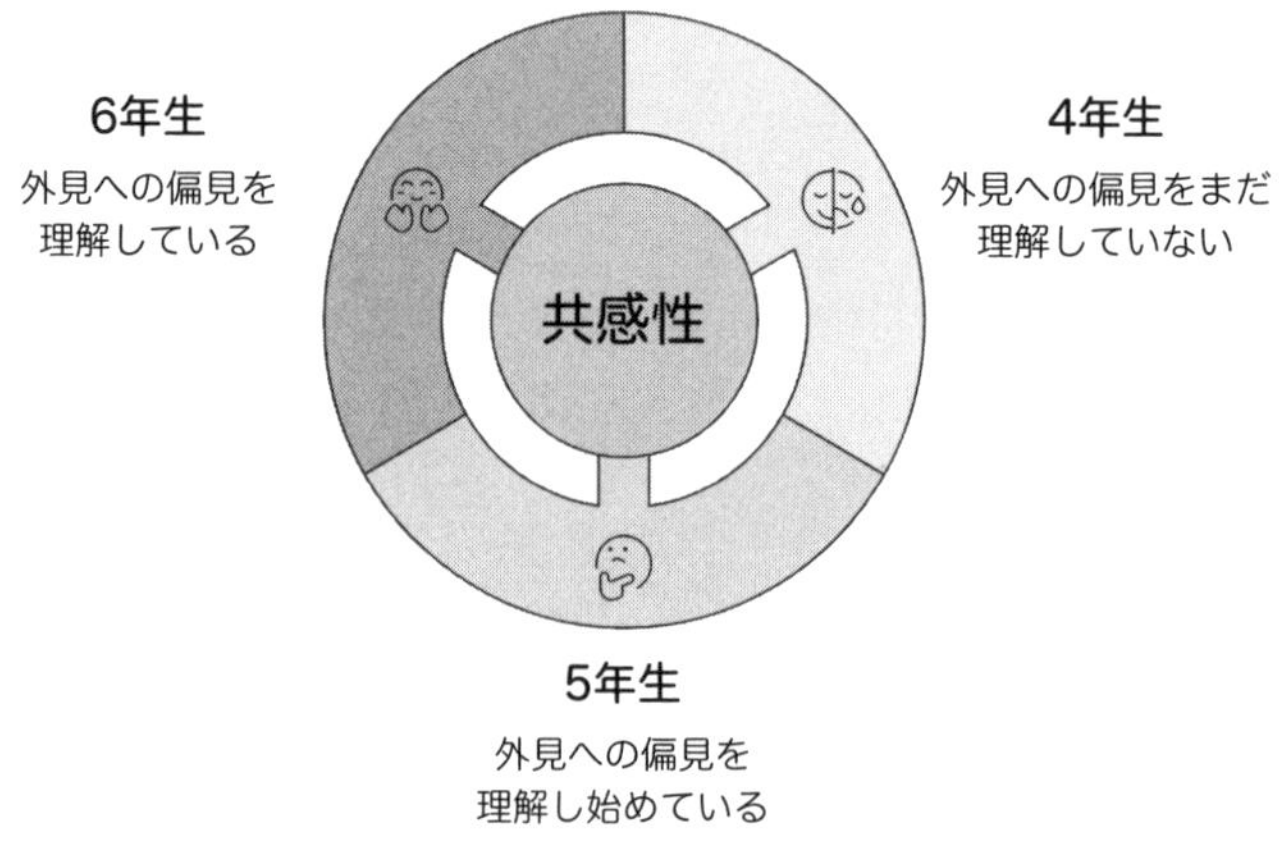
6年生
外見への偏見を
理解している
4年生
外見への偏見をまだ
理解していない
共感性
5年生
外見への偏見を
理解し始めている

一方で、学年が上がるにつれて、「人を見た目だけで判断しない」「相手の気持ちを考えることが大切だ」という認識を持つようになります。この「共感性」は、相手の立場や気持ちを理解しようとする力であり、高学年になるにつれて徐々に育まれる力です。高学年の子どもたちは、友だちや周囲の人たちの気持ちを考え、「この行動をしたら相手はどう感じるだろう？」と想像したり、「その人の良いところ」を見つけようとしたりする力を身につけつつあります。こうした成長を促すためには、相手の気持ちを理解し、偏見をなくすための教育が重要です。子どもたちが互いの気持ちを尊重し合い、見た目にとらわれず人間関係を築けるようにするための支援や環境づくりが求められます。

同じ調査では、「他者を外見で判断していると感じる瞬間があるか」についても尋ねました。その結果、大学生は清潔感や髪型、服装といった要素から相手の印象を判断していることが明らかになりました。さらに、タトゥーなどによる「怖い印象」も評価の基準となっているようです。しかし同時に、**「外見による判断は偏見につながる」という意識を持っている人も多い**こともわかりました。

一方、小学生は主に学校生活の中で、体型や髪型などをもとに相手を判断する傾向がみられました。特に、「太っている」「可愛くない」といった要素で相手を評価してしまうケースがあることがわかりましたが、その一方で、「外見で判断するのは偏った考え方である」と理解している児童もある程度いることがわかりました。

　これらの研究からわかるのは、学校や家庭での教育を通じて、**見た目に対する多様性を尊重し、見た目だけで人を判断することの危険性を学ぶことが必要**だということです。例えば、「美しさにはさまざまな形がある」「見た目だけで他人を評価してはいけない」といったメッセージを授業や日常の活動で伝えていく必要があります。

　さらに、一方的な教えにとどまらず、

図52
「他者を外見で判断していると思うタイミングはありますか？」（大学生）

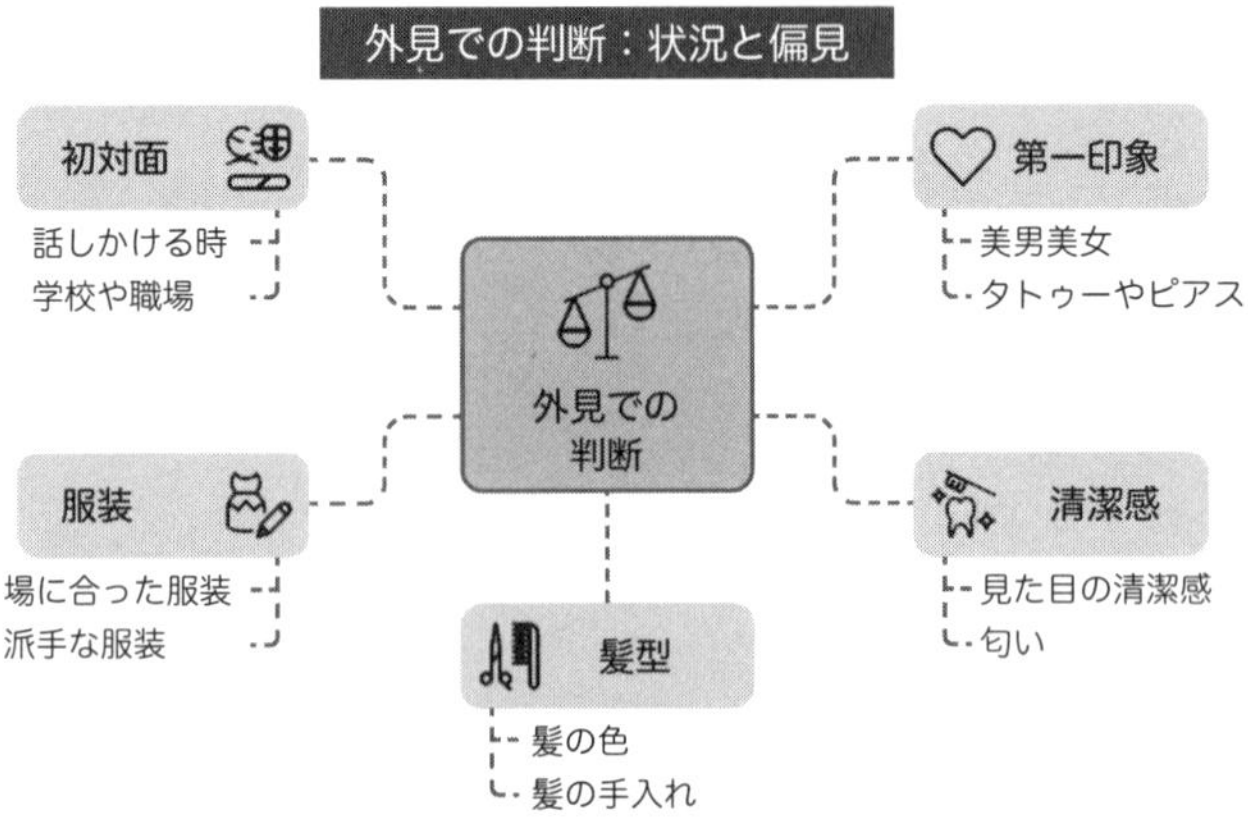

さまざまな活動やディスカッションを通じて、多様な価値観を理解し、尊重する力を育てることも大切です。異なる背景や考え方を持つ人々の話を聞く機会を設けることで、子どもたちは「見た目の美しさ」に対する考え方が多様であることを学び、他者を理解する力を育むことができます。

また、異なる国や文化に触れる機会を増やすことも有効です。他の文化における「美しさ」の基準や考え方を学ぶことで、自分たちの中にある固定観念に気づくことができるでしょう。こうした教育を通じて、子どもたちは多様な価値観を受け入れる姿勢を養い、他人を理解し、尊重する力を身につけていくことが期待されます。

図 53
「他者を外見で判断していると思うタイミングはありますか？」（小学生）

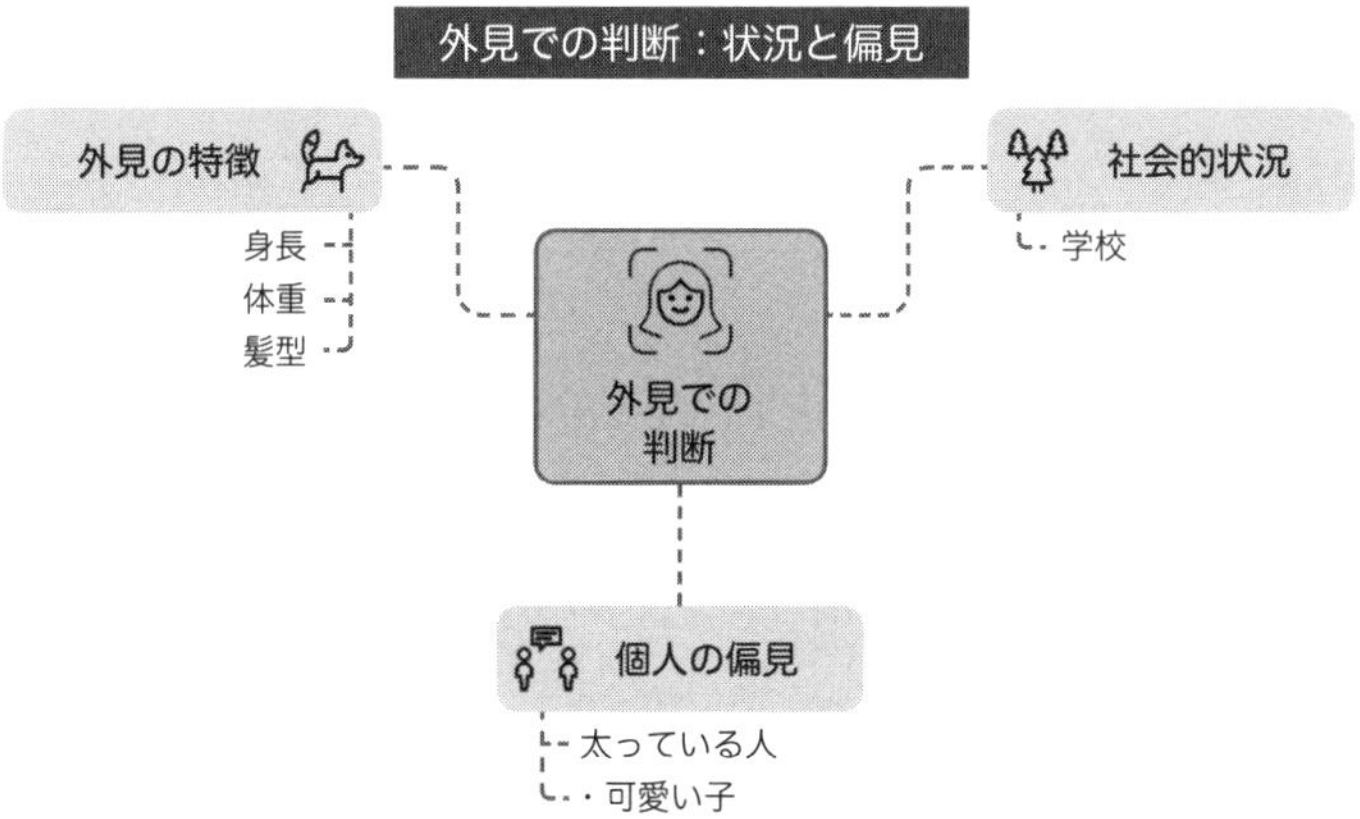

コラム
16

女性の発言力と容姿バッシング

女性が容姿を気にする背景のひとつに「女性は見た目を整えるべき」という社会的なプレッシャーがあります。特に、公の場に立つ女性に対しては、そのプレッシャーが一層強くなります。政治家、企業の代表、研究者、ジャーナリストなど、発言力を持つ女性は、発言の内容よりもまず外見が評価されることが多いのが現状です。例えば、記者会見やインタビューの場面では、男性記者が質問したときには特に問題視されないのに、女性記者が質問すると、「服装が派手すぎる」「髪型が変だ」「メイクが濃すぎる」といった批判がSNSやチャット欄に溢れることがあります。さらに、加齢に対する否定的なコメントも少なくありません。これは明らかに性差別の一形態です。男性記者が発言する際、「スーツが似合っていない」「髪型が気に入らない」といった批判が飛び交うことはほとんどありません。つまり、女性記者に対するバッシングは、彼女たちが「女性である」という理由だけで行われていると言えます。

このような現象は、女性に対して「専門性よりも見た目が重要である」という価値観を押し付けるものであり、女性の社会進出を阻む要因となります。発言力を持つ女性が容姿を批判され続けることで、次世代の女性たちは「公の場で発言すると、容姿について攻撃されるかもしれない」という不安を抱き、その職を目指すこと自体を諦めてしまう可能性があります。

女性記者に対する容姿のバッシングをなくすためには、社会全体の意識改革が必要です。この問題は、単なる個人の価値観の問題ではなく、メディアの在り方やSNSの文化、さらには社会全体のジェンダー観と深く結びついています。そのため、多方面からの取組みが求められます。

例えば、メディアの報道の在り方を見直すことが必要です。政治家や記者、専門家など、公の場に立つ女性に対して、ニュースや記事の中で「服装」「メイク」「体型」といった要素に言及するケースは少なくありません。こうした報道の仕方は、「女性は見た目で評価されるべきだ」という意識を社会に根付かせる原因となっています。特にテレビやネットニュースでは、女性の容姿についてのコメントが視聴者の関心を引きやすいため、意図的に取り上げられることがあります。しかし、こうした報道が女性への過剰な外見評価を助長し、結果的に女性記者への容姿バッシングにつながっています。メディアが意識的に「容姿ではなく能力や発言に焦点を当てる」報道を増やすことで、社会全体の価値観を変えることができるのではないでしょうか。

女性の容姿を過度に評価し、それを理由にバッシングする風潮は、ジェンダー差別の象徴のひとつです。この問題を解決するためには、個人の意識改革だけでなく、メディアの報道の在り方やSNSの規制強化、さらには社会全体の価値観の見直しが必要です。目立つ女性が容姿のことで攻撃されることなく、自らの意見を自由に発信できる環境を整えることは、女性の社会進出を後押しするだけでなく、多様な視点が尊重される社会の実現にもつながります。このような取組みを進めることで、女性が本来持つ能力を十分に発揮できる社会へと近づいていくはずです。

063

自己受容感でなくせる？

容姿への悩みを軽減するためには、自己受容感を高めていくことも方法のひとつです。自己受容感を高めるためにはどうしたらよいでしょうか。

■人からの評価を気にしすぎない

人からの評価を気にしすぎることは、自己受容感を低下させる大きな要因のひとつです。特に思春期や青年期は、他の年代と比べて人の評価が気になりやすい時期でもあります。それでは、どうすれば人の評価を過剰に気にしなくて済むのでしょうか？

先述したように、自己受容感が高まると「人から嫌われたくない」という気持ち（拒否回避欲求）が弱まり、その結果として容姿へのこだわりが減少することがわかっています。この拒否回避欲求が強いと、他人の期待に応えようとして過剰に努力したり、他人の意見に敏感になりすぎたりします。つまり、自己受容感を高めることができれば、自然と他人の評価を気にしなくなり、自分らしく振る舞えるようになるのです。

■自分の多面的な価値を認める

自分の内面や行動、能力に価値を見出すことは、自己受容感を高めるための大切な第一歩です。例えば、自分の性格や行動に注目してみましょう。「私は優しい」「面白い」「責任感がある」といった性格面や、「誰かを助けた」「努力をした」「挨拶ができた」といった具体的な行動を振り返ることが役立ちます。また、自分の得意なことを伸ばしていくのも良い方法です。「絵を描くのが得意」「料理が好き」「友達を笑わせるのが得意」など、自分が楽しめることや得意なことに目を向けることで、より自分らしさを実感できるでしょう。このように、自分の価値や魅力に気づくことで、自然と自己受容感が高まります。

容姿は年齢や健康、さらには生活環境などによって簡単に変わり、思うようにいかないことも多いです。だからこそ、自己評価を容姿だけに頼るのはとても危険です。容姿に自信が持てなくなると、「自分には価値がない」と感じたり、「自分を認めてもらえない」と思ったりして、最終的には自分自身に対する自信を失ってしまうかもしれません。そうならないためには、容姿だけでなく、自分の能力や人間性、経験などで自信をつけておくことが大切です。

自分を評価する際には、外見だけでなく、いろいろな面から自分を見つめ、他の人からの評価と自分自身の評価の両方を大切にすることで、より強い自己肯定感や自己受容感を持つことができます。

■自分の容姿の良いところに注目する

容姿についても自己受容感を高めることができます。鏡や写真を見るとき、欠点ばかりに目が行ってしまう人は少なくありませんが、意識的に自分の好きな部分や良いところを探す練習をしてみましょう。たとえば、「目の形がきれい」「笑った顔が素敵」といった具体的な特徴に注目することで、自分に対するポジティブな気持ちを育むことができるかもしれません。また、友人や家族に「私の魅力ってどんなところだと思う？」と尋ねてみると、自分では気づかなかった良い面を発見するきっかけになることもあります。こうした工夫を取り入れることで、少しずつ自己受容感を高めることができます。

このように、容姿への悩みを軽減するには自己受容感を高めることが重要です。そのためには、**自分に厳しくしすぎない姿勢を持つことが大切**です。失敗したり、不完全だと感じたりすることがあっても、**自分を責めるのではなく、「大丈夫」「これも自分の一部」と受け入れる心を育てましょう。**

例えば、自分の容姿で気になる部分があったとしても、「これも個性のひとつ」と前向きにとらえることで、少しずつ自己受容感が高まります。また、自分の多面的な価値を認めることや、他人との比較をやめることで、容姿への過剰なプレッシャーから解放されるかもしれません。このようなプロセスを通じて、健全な自己評価を育むことができるでしょう。

064

「身体醜形症」の治療法は？

第Ⅰ章では「身体醜形症」について簡単に説明しましたが、ここではさらに具体的な治療法について詳しくお話しします。また、身体醜形症を早期に発見する重要性についても併せて解説します。

■具体的な治療法

1．認知行動療法（CBT）

認知行動療法（CBT）は、身体醜形症の治療において非常に効果的な方法として広く知られています。この療法は、患者さんが自分の思考や行動を見直し、現実的で前向きな考え方に変える手助けをします。

具体的には、自分の外見に対する否定的な思考を少しずつ解消し、他者の意見や自分の素晴らしい部分に焦点を当てることで、自己肯定感を高めていきます。例えば、「自分の顔は絶対に嫌いだ」と強く感じている場合、CBTを通じて「自分には他にも魅力的な部分がある」と気づき、前向きな視点を育てることができます。また、鏡を見ることや外見に関連する不安を感じたときに、その不安に対処するための訓練を行います。

例えば、「本当にそれが問題なのか？」と自問してみたり、「他の人は自分の鼻をどう思っているのか？」と疑問を持ってみることで、過度な心配を軽減します。こうして、考え方を変えていくことで、心の中の不安を少しずつ解消していきます。

2. 薬物療法

身体醜形症の患者さんがうつ症状や強迫症状を抱えている場合、薬物療法が効果的です。うつや不安を軽減する薬が使用され、これにより強迫的な思考を減らし、不安を和らげることができます。薬物療法は心の状態を落ち着け、認知行動療法など他の治療法の効果を高める助けとなります。

3．支持療法

支持療法は、患者さんが感情的なサポートを得るための治療法です。この方法では、患者さんの感情に寄り添い、共感を示すことが重要です。例えば、患者さんが「自分の顔がひどい」と感じているとき、その気持ちに共感し、「その気持ち、よくわかるよ」と言葉をかけることで、安心感を得ることができます。支持療法は直接的に身体醜形症の症状を改善するものではありませんが、患者さんが安心して治療を受けられる環境を提供することで、生活の質を向上させる効果があります。

4．家族療法

身体醜形症の症状には、家庭内での理解不足や親の反応が影響することがあります。家族療法では、患者さんの家族全体が身体醜形症について学び、本人を支える方法を身につけます。例えば、家族が「大丈夫だよ」と軽く言うのではなく、悩みを理解し、共感することで、本人は安心感を得やすくなります。この治療法は、家族との関係を改善し、外見に対する不安を軽減する助けになります。

5．その他の心理療法

身体醜形症の治療において、認知行動療法以外にもさまざまな心理療法があります。

・**精神力動療法**：この治療法は、過去の経験や無意識の感情に注目し、それが現在の問題にどのように影響を与えているのかを理解することを目指します。例えば、「子どものころに外見を褒められなかったことが、今の自分の容姿に対する不安に繋がっているかもしれない」といった気づきを得ることで、過去の経験を踏まえた対処法を見つけることができます。

・**対人関係療法**：この療法は、人間関係の改善に焦点を当て、社会的なサポートを増やすことを目的とします。身体醜形症の患者さんは、他者との関係でストレスを感じやすいため、人間関係の改善が重要になります。

6．オンライン介入

海外では、インターネットを活用した身体醜形症への認知行動療法が進められています。オンライン治療は、自分の容姿に対して恥ずかしさを感じ外出できない人や、周囲の目を気にしている人、忙しくて病院に通うことが難しい人などにとって、非常に有効な手段です。オンラインで治療を受けることで、自宅でリラックスしながら自分のペースで進めることができます。ビデオ通話などを通じて専門家と話すことができるため、プライバシーを守りつつ治療を受けられます。

このように身体醜形症の治療方法には、認知行動療法をはじめとした、さまざまな方法があります。それぞれの治療法は、患者さんの症状や状況によって効果が異なるため、自分に合った方法をみつけることが重要です。

また、認知行動療法は、あらゆる不安や恐怖に対しても役立つ治療法であり、学校のテスト前や発表前の緊張を和らげる際にも利用されます。自分の考えを見直し、ポジティブな思考を持つことで、容姿への不安が減少し、生活がより楽しく、スムーズになります。

さらに、薬物療法を併用することで、心の状態が安定し、他の治療法の効果も高まることが期待できます。薬を使用することで不安が減り、カウンセリングでの話しやすさが増すため、日常生活での不安が減り、落ち着いて行動できるようになります。

身体醜形症の治療を受けることは、勇気がいることかもしれませんが、決して難しいことではありません。**自分の気持ちに正直になり、より良い自分を目指すことが大切**です。信頼できる専門家に相談し、少しずつ前向きな考えを育てることで、健康的な毎日を過ごせるようになるでしょう。

図54　身体醜形症の治療法

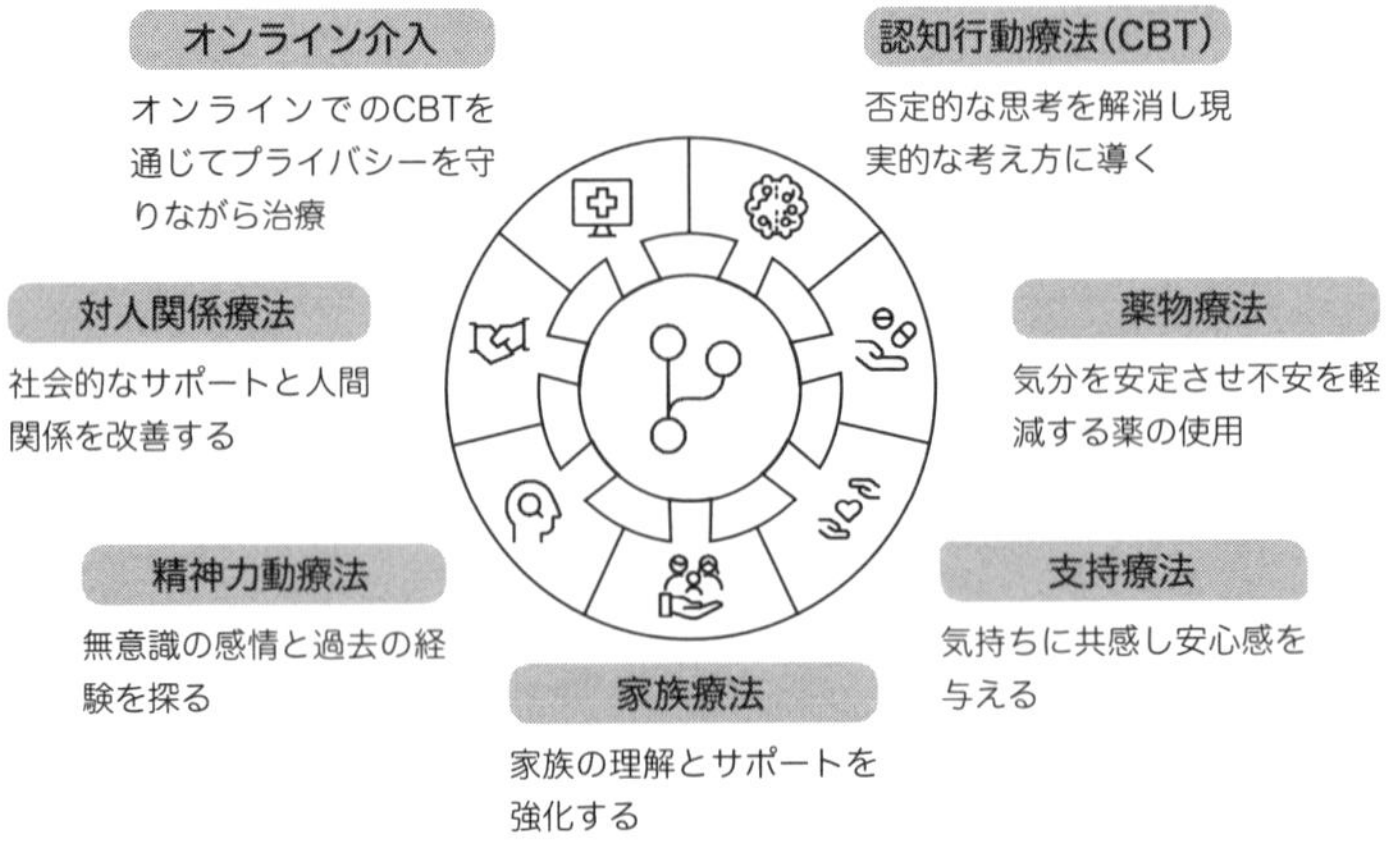
オンライン介入
オンラインでのCBTを通じてプライバシーを守りながら治療
認知行動療法（CBT）
否定的な思考を解消し現実的な考え方に導く
対人関係療法
社会的なサポートと人間関係を改善する
薬物療法
気分を安定させ不安を軽減する薬の使用
精神力動療法
無意識の感情と過去の経験を探る
支持療法
気持ちに共感し安心感を与える
家族療法
家族の理解とサポートを強化する

065

早期発見と早期治療が重要

海外でもたびたび指摘されていますが、日本においても身体醜形症は発見されにくく、適切な治療が遅れることがあります。その結果、症状が悪化し、回復に時間がかかることが少なくありません。どんな病気でもそうですが、身体醜形症においても早期発見と早期治療は非常に重要です。

海外では、身体醜形症を早期にみつけるためのスクリーニングテストがいくつか開発されています。これらのテストは、簡単な質問やアンケート形式で行い、病気の可能性を早期に見極めるツールとして機能しています。しかし、日本ではこうしたスクリーニングテストがまだ広く普及しておらず、精神科や心療内科、美容外科クリニッ

クでも活用されていないのが現状です。

なかでも、美容外科クリニックにおけるスクリーニング検査の導入は極めて重要です。身体醜形症の患者さんは、自分の外見を変えることで悩みを解消しようと美容外科を訪れます。しかし、**身体醜形症の人にとって、外見を変えることは根本的な問題解決にはつながりません。**例えば、鼻の形を整える手術を受けても、その後「目元が気になる」「アゴの形を直したい」といった新たな不安が次々と湧き上がることがあります。これは、身体醜形症の原因が「外見そのもの」ではなく、「自己イメージや考え方」にあるためです。**こうした状況で、美容医療を繰り返し提供することは、かえって症状を悪化させるリスクがあります。**手術後に「まだ満足できない」と感じることで、外見への執着がさらに強まり、精神的な負担が増してしまうのです。そのため、美容外科クリニックでは、身体醜形症の可能性がある患者さんを適切に見極め、精神科や心療内科につなげるためのシステムを構築することから始める必要があります。

身体醜形症の早期発見を目指すスクリーニング検査は、患者さんの症状悪化を防ぎ、適切なサポートにつなげるための重要な一歩です。今後、日本でもスクリーニングテストの普及が進むことで、精神科や心療内科、美容外科クリニックなど、さまざまな場面でこの病気を早期に発見できるようになることが期待されます。

また、これからは、美容外科クリニックだけでなく、学校や医療機関といった教育・医療の現場で、身体醜形症に対する理解を深めることが必要です。本人自身だけでなく、その家族や友人といった周囲の人々が病気に気づきやすくなるよう、知識を広く共有することも大切です。早期発見と早期治療を進めることで、容姿に悩む人々が本来の自分らしい生活を取り戻し、安心して日常を送れる社会が築かれることを願っています。

おわりに

本書では、容姿に対する悩みを抱える人が増えている現状について、その具体的な要因や、容姿を意識するきっかけ、さらにはその背景にある社会的要因を掘り下げてきました。その中で浮かび上がった、特に重要なポイントを改めて振り返ってみます。

まず、子ども時代に投げかけられた容姿に関する心ない言葉は、大人になっても深く刻まれ、自己評価や生き方に大きな影響を与え続けることが少なくありません。だからこそ、私たちは日常の何気ない言葉の重みを理解し、誰かを傷つける言葉が生まれない社会を目指すことが不可欠です。容姿に関するあらゆる差別をなくしていくためには、大人が率先して行動し、社会全体の価値観を見直していく必要があります。

さらに、男女平等が進んでいるとされる現代においても、容姿に関する偏見や差別は依然として女性に対し厳しく向けられる傾向があります。このような価値観が変わらない限り、誰にとっても生きづらい社会が続いてしまいます。この問題に真剣に向き合い、性別を問わずすべての人が公平に扱われる社会を目指すことが求められます。

また、SNSの普及によって容姿への悩みが加速している現状も見過ごせませんでした。確かに、SNSは容姿へのこだわりを助長する側面がありますが、単にSNSを禁止したり、スマートフォンを取り上げたりするような極端な対策は、かえって子どもたちのメンタルヘルスを損なう可能性があります。

重要なのは、SNSの適切な使い方を学ぶ機会を増やし、子どもたちが情報に振り回されるのではなく、主体的に向き合える環境を整えることです。そのような教育こそが、より建設的な解決策となるでしょう。

容姿に対する価値観や社会のあり方は、一人ひとりの意識と行動によって変えていくことができます。私たち大人がまず理解を深め、偏見をなくすための取り組みを進めることで、すべての人が自分らしく生きられる社会に近づいていくはずです。容姿を理由に苦しむことのない未来を築くために、今、私たちにできることは何か。それを考え、行動に移していくことが求められています。

一人ひとりの意識が変われば、社会も変わります。誰もが安心して自分らしくいられる世界を目指し、ともに歩んでいけることを願っています。

２０２５年２月　　大村美菜子

大村美菜子（Minako Ohmura）

■経歴

立正大学大学院心理学研究科博士後期課程修了後、品川区教育相談員、聖路加看護大学相談室カウンセラー、東京福祉大学相談室カウンセラー、目白大学助教を経て現東京未来大学講師。臨床心理士、公認心理師。

■学位 博士（心理学）

■専門 臨床心理学

■研究

健常者における容姿へのこだわりである醜形恐怖心性をテーマに研究を続けている。具体的には、容姿の悩みが心の健康に与える影響や、容姿に関する不安や悩みの形成過程、それが自己受容感や対人関係に及ぼす影響について探究している。近年は研究の対象を広げ、産後の容姿とメンタルヘルスの関係についても取り組んでいる。

装丁＆本文デザイン
鳥越浩太郎（株式会社ダイヤモンド・グラフィック社）

DTP
株式会社ダイヤモンド・グラフィック社

イラスト
mikamikami

販売促進
黒岩靖基、恒川芳久、平川麻希、髙浜伊織（風鳴舎）

きれいになりたい病

これでわかる醜形恐怖心性

2025年3月28日　初版 第1刷発行

著　者
大村 美菜子

発行者
青田 恵

発行所
株式会社風鳴舎
〒170-0005 豊島区南大塚2-38-1 MID POINT 6F
（電話03-5963-5266 / FAX03-5963-5267）

印刷・製本
株式会社ダイヤモンド・グラフィック社

ISBN978-4-907537-63-0　C2047
Printed in Japan